U0746416

十二五
国家重点规划图书

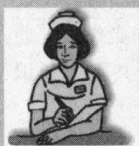

农村(社区)医生公共卫生实用手册

中国健康教育中心 **组织编写**

许国章 张 涛 **主编**

中国医药科技出版社

内容提要

本书面向农村（社区）医生，从切实提高其公共卫生工作的理论水平和实践技能出发，涵盖了农村（社区）卫生服务及公共卫生工作的意义和内容；传染性疾病的预防控制，包括传染病的监测，预防接种，艾滋病、结核病、寄生虫病等重点疾病的防制；慢性非传染性疾病的防制与社区管理，包括主要慢性病、伤害、精神疾病的防制；病媒生物防制、营养卫生与职业病防治、死因监测、健康教育与健康促进等国家基本公共卫生服务规范中的具体内容。内容突出实用性和操作性，通俗易懂，供农村（社区）医生学习和参考，也可作为开展基层医生公共卫生知识培训的教材。

图书在版编目（CIP）数据

农村（社区）医生公共卫生实用手册/许国章，张涛主编．—北京：中国医药科技出版社，2011.10

ISBN 978 - 7 - 5067 - 5184 - 1

Ⅰ.①农…　Ⅱ.①许…　②张…　Ⅲ.①农村卫生：公共卫生 – 手册　Ⅳ.①R127 - 62

中国版本图书馆 CIP 数据核字（2011）第 189160 号

美术编辑　陈君杞
版式设计　郭小平

出版　中国医药科技出版社
地址　北京市海淀区文慧园北路甲 22 号
邮编　100082
电话　发行：010-62227427　邮购：010-62236938
网址　www.cmstp.com
规格　958×650mm $\frac{1}{16}$
印张　11¼
字数　162 千字
版次　2011 年 10 月第 1 版
印次　2019 年 7 月第 8 次印刷
印刷　北京市密东印刷有限公司
经销　全国各地新华书店
书号　ISBN 978-7-5067-5184-1
定价　21.00 元
本社图书如存在印装质量问题请与本社联系调换

编 委 会

前　言

　　自国家基本公共卫生服务项目2009年启动以来，公共卫生工作得到不断深化，城乡社区已成为疾病预防控制工作的主战场，农村（社区）医生成为疾病预防控制工作的主力军，其业务能力的高低，将决定当地公共卫生工作的水平。但由于多种原因，目前，许多基层社区医生公共卫生的知识水平、工作能力与"关口前移、重心下沉、服务到户"的工作模式要求和群众日益增长的健康服务需求不相适应，制约了基层公共卫生工作的有效推进。

　　为切实加强农村（社区）医生开展公共卫生工作的能力，提高他们疾病预防控制工作的理论水平和实践技能，我们组织了一批在公共卫生和疾病防制方面的专家编写了《农村（社区）医生公共卫生实用手册》，供农村（社区）医生学习和参考，也可作为开展社区医生公共卫生知识培训的教材。

　　本手册共分为十三章，第一章概要介绍了农村（社区）卫生服务及公共卫生工作的意义和内容。第二至六章主要介绍传染性疾病的预防控制，包括传染病的监测，预防接种，艾滋病、结核病、寄生虫病等重点疾病的防制。第七至九章主要介绍慢性非传染性疾病的防制与社区管理，包括主要慢性病、伤害、精神疾病的防制。第十至十三章涵盖病媒生物防制、营养卫生与职业病防治、死因监测、健康教育与健康促进等，也是农村（社区）医生需要掌握的基本知识和技能。

　　本书面向农村（社区）基层医生，在编写的过程中力求规范、简明和实用，旨在为他们提供一本可用于指导工作的实用手册。鉴于目前农村（社区）公共卫生工作尚在进一步深化和探索中，加之编写时间仓促、编者水平有限，本书中难免存在错漏和不足之处，恳请各位读者提出宝贵意见，以便我们在再版时进行改正和完善。

编者

2011 年 8 月

目　录

第一章　概　　述

公共卫生就是组织全社会力量共同努力，改善生活环境卫生条件，预防控制传染病和其他疾病的流行，提倡社会成员培养良好的卫生习惯和文明生活方式，提供基本医疗卫生服务，达到预防疾病，促进人民身体健康的目的，最终实现社会经济协调发展。公共卫生研究的领域包括：疾病预防与控制、环境卫生、职业卫生、营养与食品卫生、社区卫生、少儿卫生与妇幼保健、精神卫生、心理卫生和社会行为干预等。

长期实践证明，公共卫生服务是一种成本低、效果好的服务，也是一种社会效益回报周期相对较长的服务，提供公共卫生服务是一种政府行为。在发达国家，各国政府在公共卫生服务中起着举足轻重的作用，并且政府的干预作用在公共卫生工作中是不可替代的。许多国家对各级政府部门在公共卫生中的责任都有明确的规定和限制，以有利于更好地发挥各级政府的作用，并有利于监督和评估。在我国，自 SARS 流行后，政府高度重视公共卫生工作，对惠及农村居民的公共卫生服务方面给予了更多的重视和投入。

实施国家基本公共卫生服务项目是促进基本公共卫生服务逐步均等化的重要内容，也是我国公共卫生制度建设的重要组成部分。国家基本公共卫生服务项目自 2009 年启动以来，在城乡基层医疗卫生机构开展取得了一定的成效。2011 年，人均基本公共卫生服务经费补助标准由每年 15 元提高至 25 元。为进一步规范国家基本公共卫生服务项目管理，卫生部在《国家基本公共卫生服务规范（2009 年版）》基础上，组织专家对服务规范内容进行了修订和完善，形成了《国家基本公共卫生服务规范（2011 年版）》。其满足了公众对公共卫生服务需求不断增长的要求，落实了公共卫生工作的各项职能和任务，我国公共卫生服务工作取得了一定的进步。

卫生部部长陈竺提出了公共卫生工作在疾病预防控制方面要实行"关口前移、重心下沉、服务到户"的工作新模式。因农村（社区）卫生服务机构有其良好的可及性和普遍性，这一显著特点与农村公共卫生工作在新时期的工作模式相辅相成紧密结合。近几年，由于各地政府加强了对社区卫生服务中心和基层公共卫生的投入，使社区卫生服务中心也越来越多地承担起基层公共卫生服务工作，从而实际上成为农村（社区）公共卫生服务工作惠及全民的落脚点，也是公共卫生服务的主要提供者和实现公共卫生服务均等化的重要职能部门，为满足农村（社区）居民的基本公共卫生服务发挥出越来越大的作用。

第一节　农村（社区）卫生服务的内容及意义

一、基本概念

农村（社区）卫生服务是农村（社区）建设的重要组成部分，是在政府领导、社区参与、上级卫生行政机构和业务部门指导下，以基层卫生机构为主体，全科医师为骨干，合理使用社区卫生资源和适宜技术，以人的健康为中心、家庭为单位、社区为范围、需求为导向、基本卫生服务为内容，以妇女、儿童、老人、慢性病患者、残疾人等人群为重点，以解决社区主要健康卫生问题，满足基本卫生服务需求为目的，融预防、医疗、保健、康复、健康教育、计划生育技术服务等为一体的，有效、经济、方便、综合、连续的基层卫生服务。

二、农村（社区）卫生服务基本内容

（一）社区健康教育

1. 健康教育是公民素质教育的重要内容。健康教育是通过有组织、有计划、有系统的社会和教育活动，促使人们自觉地采纳有益于健康的行为和生活方式，消除或减轻影响健康的危害因素，预防疾病，促进健康，提高生活质量。

2. 社区健康教育需建立组织机构，由社区领导和社区卫生服务机构负责，组织各有关部门和人民团体、社会各界有关人士参加。

（二）社区预防

社区预防包括：传染病和多发病的预防；突发公共卫生事件的发现与报告；卫生监督与管理；社区慢性病控制。

（三）社区康复

1. 社区康复是指患者或残疾者经过临床治疗后，为促进患者或残疾者的身心进一步地康复，由社区继续提供的医疗保健服务。社区康复不同于医疗康复，它体现了医疗与预防保健于一体，心身全面兼顾，连续性、协调性的全科医疗服务的基本原则。

2. 社区康复的宗旨是充分利用社区资源，使患者或残疾者在社区或家庭通过康复训练使患者的疾病好转或痊愈，生理功能得到恢复，心理障碍得到解除。

（四）社区医疗

1. 医疗是社区卫生服务工作量最多的部分，但不是社区卫生服务的重点。很多常见病、多发病，都可以在社区进行治疗。

2. 社区医疗应特别强调使用适宜技术、中医中药等，以适应广大人民群众的需求，减轻人民负担和控制医疗费用的迅速上涨。

（五）慢性病防治与管理

随着疾病谱和死亡谱的变化，对慢性病的防治与管理已成为社区卫生服务的一项重要内容。据有关专家预测，到 2030 年，我国城乡慢性病患病率将达到 65.7%，为 1993 年的 4.3 倍。在慢性病病因中，包括生物因素和生活行为等社会因素。前者为不可控因素，后者为可控因素。慢性疾病的 80% 可在社区进行治疗和康复。因此，加强对社区慢性病的防治与管理，可带来巨大的社会效益和经济效益。

（六）计划生育技术指导

计划生育是我国的一项基本国策，社区卫生服务可为晚婚晚育、优生优育、计划生育提供方便、有效的技术指导和宣传教育。

三、农村（社区）医生基本职责

按照"重心下沉、关口前移"的要求，农村（社区）医生成为卫生服务网络体系的重要组成部分，也是国家向农村（社区）居民提供基本公共卫生服务工作的主要执行者。浙江省、江苏省、上海市等地区结合农村工作实际，通过建立农村（社区）卫生服务中心责任医生制度，开展农村（社区）公共卫生服务工作。通过上级公共卫生机构的指导，促进农村（社区）卫生服务机构规范开展公共卫生服务工作，实现农村居民"加强预防少生病"的目标，在"疾病防控立足社区、卫生监督覆盖社区、妇幼保健融入社区"的工作机制上完全深入社区。

农村（社区）医生作为提供公共卫生和基本医疗服务的主体，切实做好辖区内常见病、多发病、诊断明确慢性病等的诊治；全面落实好国家基本公共卫生服务项目中的相关工作，加强社区预防保健服务，开展居民健康体检，落实免疫规划、妇幼保健、精神卫生和传染病控制工作，协助开展公共卫生突发事件应急救治和公共卫生监督管理工作。

1. 组织协调辖区内居民进行健康体检，负责物理检查并进行健康状况调查，建立并保管使用健康档案，及时输入社区卫生服务专用管理软件，实时将就诊信息输入软件，以达到信息共享、档案活用；将非本辖区居民的诊疗情况及时反馈给辖区社区医生，以便纳入该居民本人的健康档案。

2. 了解社区居民健康状况，做出社区诊断，针对社区主要健康状况和问题，制订和实施社区卫生工作计划，开展预防、保健、医疗、康复、健康教育和计划生育技术指导等六位一体的服务，成为辖区居民的保健医生；开展社区卫生服务信息的收集、整理、统计、分析与上报工作。

3. 改变服务模式，以上门服务为主，每年对每户居民及60岁以上老年人、困难群体等重点人群免费上门服务4次，对有健康问题的开展连续服务，对纳入重点慢性病的进行系统管理，对确有需要住院的负责联系转诊事宜，出院后积极做好后续随访及恢复期的健康教育、康复指导工作。

4. 严格执行各项规章制度，尤其是会诊制度、病例讨论制度和工作例会制度。定期对辖区内居民的健康问题进行讨论、会诊，必要时请上级医院专家会诊，定期参加社区卫生服务中心组织的乡镇公共卫生管理员、村（社区）公共卫生联络员工作例会，通报情况、协调工作。

5. 按照各地公共卫生服务均等化实施意见的要求进行责任分解，切实做好具体工作要求中应由社区医生完成的工作。

6. 公示社区医生联系方式及服务时间，以方便居民接受服务，做到"医生知人人，人人识医生"。

四、意义

社区是由社会群体或社会组织聚集在一定的地域里形成的生活上相

互关联的集体。农村（社区）卫生服务是以人群和基层作为着眼点，是为居民提供最基本卫生服务的主要阵地。因此，提高对发展农村（社区）卫生服务的思想认识，大力发展社区卫生服务对保障农村（社区）居民健康有着巨大的现实意义。

（一）实现基本卫生服务均等化最重要的手段

当前医药卫生事业发展水平与人民群众健康需求及经济社会协调发展要求不适应的问题还比较突出。特别是在过去城乡二元体制下，城市和农村的区域医疗卫生事业发展严重不平衡，导致卫生资源配置不合理，农村公共卫生、基层卫生工作相对薄弱。而社区卫生服务中心作为农村居民卫生服务的直接提供者，其发展水平、服务能力直接关系到农村居民的健康水平。因此，加强农村（社区）卫生服务，深化农村卫生体制改革，加快农村卫生事业发展，是重大民生工程，是贯彻落实科学发展观、促进经济社会全面协调可持续发展的必然要求，是维护社会公平正义、提高人民生活质量的重大举措。

（二）强化初级卫生保健的具体有效措施

由于市场经济的高速发展，人口流动的加剧，使我国原有的三级医疗保健体系被冲破。过去以政府划定的区域卫生服务制度名存实亡，在由政府为主题提供的公共卫生服务方面存在着诸多空白。在农村公共卫生服务上，有些经济落后地区的基本公共卫生服务工作任务难以得到落实和有效解决。社区是作为初级卫生保健工作的落脚点，开展社区卫生服务是落实初级卫生保健的最有效途径。

（三）有利于医药卫生体制改革深化

目前，正在进行医药卫生体制改革，改革的出发点是以人为本，惠利于民。坚持以为人民健康服务为宗旨，以保障人民健康权益为中心，遵循公益性的原则，把基本医疗卫生制度作为公共产品向全民提供，努力实现人民病有所医。特别是在基本卫生服务中，将进一步强化政府在基本卫生服务中的责任，切实增强卫生服务的公平性。而农村（社区）卫生服务作为较为薄弱的环节如果得不到有效加强和发展，将累及整个医药卫生体制改革的大局。

（四）适应医学模式的转变和人口结构老龄化的需要

相对于城市社区，农村社区居民所能得到的卫生服务还存在着一定差距。从现行政府向社区居民提供的卫生服务工作内容来看，已不再是单纯的医疗卫生服务，而是基本卫生服务，包括医疗、公共卫生、精神关爱、健康教育等等。从事社区卫生服务的全科医生也逐步转向生物－心理－社会医学模式，以社区为范畴，以家庭为单位，对人群提供基本卫生服务。社区卫生服务的开展，可以有效地预防与控制慢性非传染性疾病的发生。

（五）适应人民群众新的医疗需求

社区内人群在得到医院内的基本医疗服务的同时，还能享受到如上门服务、家庭医生、健康咨询、个人健康顾问等多项医疗保健服务、社区卫生服务，这将有利于加强医患感情和提高医疗质量。

（六）促进基层卫生服务机构服务方式的转变

社区基层卫生服务中心在实行绩效工资改革后经费得到进一步的保障，不在以强化业务创收来维持社区卫生服务机构的运行。而同时，由于政府对公共卫生服务工作的重视，也改变了社区公共卫生工作由于缺乏经费而难以开展的局面。因此，社区卫生服务机构能在提供基本卫生服务上做足做大文章。调整社区卫生服务中心的服务结构、拓宽服务领域、改变传统的就医方式，变坐等病人为上门主动为病人服务，使业务工作从重视诊断治疗扩大到同时重视预防保健，从院内服务扩大到社区，使社区卫生服务更为注重健康促进，使基层公共卫生工作落到实处，也同时增强了社区卫生服务中心的活力。

（许国章　陶毓敏）

第二节　农村（社区）公共卫生工作现状及内容

一、农村（社区）公共卫生工作现状

我国疾病预防控制体系过去主要由国家、省（市）和县（区）三级疾病预防控制中心组成，社区卫生服务中心作为基层卫生服务机构对疾病预防控制工作进行一定的协助。社区卫生服务中心疾病预防控制工作无论是人员配备或经费投入上都还有待于加强。

在三级疾病预防控制体系中，县（区）级疾病预防控制中心和社区卫生服务中心，虽然处于统一管理层次但业务联系却不多。只是在国家加大对社区卫生服务中心投入后，社区卫生服务中心才从机构意义上将临床医疗和公共卫生结合在一起，由此县（区）级疾病预防控制中心和社区卫生服务中心才联系相对密切。但医防分离的现象仍然十分突出。

随着农村（社区）卫生服务的发展，疾病预防控制工作重心也逐步下沉到农村（社区），这是符合疾病预防控制发展的要求，也是疾病预防控制工作发展的方向。经过长时间的探索，提出"社区全科疾控"概念，打破了疾病预防控制工作原有的线条管理，从而将疾病预防控制中心人员和社区卫生服务中心防保队伍进行整合，在社区以全科疾控责任指导团队的方式开展疾病预防控制工作，有效提升了社区层面疾病预防控制工作的能力。但由于社区全科疾控指导团队成员是经过疾病预防控制相关业务知识的全面培训，对团队成员的要求相对较高导致使团队并未成为真正意义上的全科疾控指导团队。此外，由于社区卫生服务中心防保队伍工作性质的相对单一，也未能真正融入到社区指导团队中来，社区疾控全科指导团队有待更进一步强化。

二、农村（社区）公共卫生工作主要内容

农村（社区）疾病预防控制工作主要面向农村（社区）居民、社区流动人口及社区重点人群，服务项目包括：

1. 健康教育

社区应设置健康宣教宣传栏，定期更新相关内容，促使社区居民人人能获得健康教育资料；开展新型农村合作医疗宣传与疾病预防、卫生保健知识宣传；指导学校开设健康教育课；开展育龄妇女和学生的身心健康教育咨询等。

2. 突发公共卫生事件处理

做好院前急救和院内急诊抢救；进行突发公共卫生事件应急处置技术培训；承担或协助做好传染病病人的消毒隔离、治疗和其他防控工作；协助开展疾病监测和突发公共卫生事件应急处置等。

3. 重大传染病防治

主要包括结核病、血吸虫病、艾滋病等重大传染病的防治；肠道传染病、呼吸道传染病、寄生虫病等各类传染病防治。开设腹泻病门诊，完成腹泻病人检索任务。

4. 妇女卫生保健

实行孕产妇系统保健管理；向孕产妇提供产前检查、产后上门访视和产后常规检查；向已婚育龄妇女提供常见妇女病检查等。

5. 儿童卫生保健

向0~6岁儿童免费提供规定的一类疫苗接种服务；开展儿童系统保健管理服务，0~3岁儿童在首次体检时建立系统管理档案，定期接受健康体检等。

6. 慢性病与老年人动态健康管理

包括对高血压、肿瘤、糖尿病等慢性病患者和精神病患者提供咨询服务和治疗指导；对60岁以上老人和特困残疾人、低保家庭、五保户等困难群体实行动态管理，跟踪服务，定期随访等。

7. 农村食品和饮用水卫生的监督监测等。

8. 公共卫生信息收集与报告

收集和报告传染病疫情，及时掌握食物中毒、职业危害及饮用水污染、出生死亡、出生缺陷和外来人员信息等。

（许国章　陶毓敏）

第二章 法定传染病监测与管理

第一节 传染病的基本知识

传染病是由病原微生物（病毒、立克次体、细菌、螺旋体等）和寄生虫（原虫或蠕虫）感染人体后产生的有传染性的疾病。

一、传染病流行过程的基本环节

传染病在人群中的发生、传播和终止的过程，称为传染病的流行过程。传染病的流行必须具备有传染源、传播途径和易感人群三个基本环节。三个环节必须同时存在才能构成传染病流行，缺少其中的任何一个环节，新的传染就不会发生，也就不可能形成流行。

（一）传染源

传染源是指体内带有病原体，并不断向体外排出病原体的人和动物。常见的传染源包括以下4个方面。

1. 患者

患者即显性感染者，是一个重要的传染源，因患者体内存在着大量有毒力的病原体且病人的某些症状亦有利于病原体从体内排出，例如麻疹等呼吸道传染病患者的咳嗽，细菌性痢疾等肠道传染病患者的腹泻。病原体污染外界环境，增加易感者感染机会。各种传染病的病程长短不一，按病程的发展过程可分为潜伏期、临床症状期、恢复期。各期病人作为传染源的意义不同，主要取决于他是否排出病原体，排出数量与频度及持续时间的长短。

2. 隐性感染者

隐性感染是指那些虽无症状，却能通过微生物培养、分子学检测或免疫学测定证实的感染。隐性感染易受临床医学忽视，但却具有重要的流行病学意义。隐性感染在许多传染病中相当常见，如大部分脊髓灰质炎病毒感染为隐性感染。隐性感染在传染病的播散上起了相当大的作用，针对隐性感染者的预防措施将有助于控制传染病的流行。

3. 病原携带者

病原携带者不显现出症状而长期排出病原体，在某些传染病（如伤寒、细菌性痢疾）中具有重要的流行病学意义。病原携带者分为健康病原携带者、潜伏期携带者、恢复期携带者和慢性携带者。所有病原携带者都有一个共同特点，即不显现出临床症状而能排出病原体，因而在许多传染病中如伤寒、痢疾、霍乱、流行性脑脊髓膜炎和乙型肝炎等，成为重要的传染源。整个传染过程均无明显症状而排出病原体者称为健康病原携带者。这种携带者只能由实验室检验方法证实。例如，白喉、猩红热、流行性脑脊髓膜炎、脊髓灰质炎、霍乱、乙型肝炎等。健康携带者可能是隐性感染的结果。此型携带者排出病原体的数量较少，时间较短，因而流行病学意义相对较小。但是，有些疾病如流行性脑脊髓膜炎、脊髓灰质炎等健康病原携带者为数众多，可成为重要传染源。在潜伏期内携带病原体者，称为潜伏期携带者。此型携带者多在潜伏期末期排出病原体，故有人认为它实质上属于传染病的前驱期，如霍乱、痢疾、伤寒、水痘、麻疹和甲型肝炎等。从急性期进入恢复期的病人仍持续排出病原体者称为恢复期病原携带者，如伤寒、痢疾、白喉、流行性脑脊髓膜炎、乙型肝炎等。一般情况下，恢复期携带状态持续时间较短，但也有少数病人持续时间较久，甚至可持续多年，乃至延续终身。凡病原携带者在3个月以内，称为暂时性病原携带者，超过3个月以上的称为慢性病原携带者。慢性病原携带者往往呈现间歇性排出病原体现象，故应多次反复检查，至少连续3次阴性，才可认为病原体携带状态已经消除。如对这类病原携带者管理不善，往往会引起传染病爆发或流行。病原携带者作为传染源的意义大小，不仅取决于携带者的类型、排出病原体的数量、持续时间，更重要的取决于携带者的职业、生活行为、活动范围，以及环境卫生、生活条件及卫生防疫措施等。

4. 受感染的动物

在自然状态下，可从脊椎动物传给人的传染性疾病称为动物病，亦称人畜共患病。它包括几种类型：

（1）以动物为主的人畜共患病　病原体在动物间传播保持延续，在一定条件下传播给人，但在人间不会引起传播。人好比流行的"死胡同"，即使人被感染一般情况下也不会传播给另一个易感者。例如，旋毛虫病、狂犬病、钩端螺旋体病、森林脑炎等。

（2）以人为主的人畜共患病 病原体主要靠人延续世代。例如，阿米巴病，人型结核等。

（3）人畜并重的人畜共患病 人畜作为传染源的作用并重，并可互为传染源。如血吸虫病。

（4）真性人畜共患病 病原体必须以人和动物作为终宿主和中间宿主的人畜共患病，如牛、猪绦虫病。

受染动物作为传染源的危险程度，主要取决于易感者与受染动物的接触机会和接触的密切程度，此外，也与动物传染源的种类和密度等有关。

（二）传播途径

病原体更换宿主在外界环境下所经历的途径，称为传播途径。具体说，传播途径是指病原体内传染源排出，侵入另一易感机体所经过的途径。传染病常见的传播途径包括以下几种类型：

1. 经空气传播

呼吸道传染病的病原体存在于呼吸道黏膜的黏液或纤毛上皮细胞的碎片中，当病人大声说话、咳嗽或打喷嚏时，其黏液或渗出物随气流经口、鼻喷出至传染源周围一定范围的空气中。根据颗粒的大小又可分为飞沫、飞沫核和尘埃三种传播形式。较小的飞沫在空气中飘浮，被易感者直接吸入而引起感染，例如麻疹。在空气中悬浮的飞沫，当外层水分被蒸发时形成有传染性的飞沫核，它在空气中能飘浮一定时间，即使传染源已离开，易感者亦可因吸入飞沫核而感染，例如白喉、结核病等。含有病原体的较大飞沫干燥后落在衣服、床单或地面上，当人们在整理衣服或清扫地面时，带有病原体尘埃又飞扬，可造成呼吸道传播，例如结核杆菌、炭疽芽孢等。空气传播的发生取决于多种条件，其中人口密度、卫生条件、易感者在人群中的比例起决定性作用。

经空气传播传染病的流行特征：

（1）患者多为儿童，且多为传染源周围的易感人群。

（2）多呈周期性并伴有季节性高峰，以冬春季多见。

（3）流行强度与人口密度、居住条件及易感人口的比重有关。

2. 经水传播

许多肠道传染病、若干人畜共患疾病以及某些寄生虫病均可经水传播。

（1）经饮水传播　经饮水传播疾病已有多次记载，如1854年英国伦敦发生霍乱流行。随着城市公共供水系统建立及管理完善，在城市中因饮水被污染而引起爆发已很少见，但在广大农村仍是一个重要问题。流行强度取决于污染水源类型、供水范围、水受污染的强度和频度、病原体在水中的抵抗力、饮水卫生管理等。经饮水传播传染病的流行特征：病例的分布与供水范围分布一致；除婴儿外，各年龄、性别、职业的人均可发病；停用被污染的水或水经净化后，爆发即可平息。

（2）经疫水传播　当人们接触疫水时可经皮肤或黏膜感染血吸虫病、钩端螺旋体病等。其危险性取决于人体接触疫水的面积大小、次数及接触时间的长短。经接触疫水传播传染病的流行特征：病人有接触疫水史；呈现地方性或季节性；接触方式以游泳、洗澡、捕鱼及收割等多见。

3. 经食物传播

所有肠道传染病、某些寄生虫病、个别呼吸道传染病（白喉、结核病）及少数人畜共患病（炭疽病）均可经食物传播。经食物传播可分两类：

（1）食物本身含有病原体，感染绦虫的牛、猪，患炭疽的牛、羊，其肉类含有病原体。患结核病的乳牛所分泌的乳汁可含有结核杆菌。感染沙门菌家畜的肉及家禽的蛋可含有沙门菌。当人们食用后可被感染。

（2）食物在某些条件下被病原体污染，食物在生产、加工、运输、贮存与销售的各个环节均可被污染。水果、蔬菜等只是机械地携带病原体，其数量不再增多。而另一些食品，如牛奶、肉馅等在适宜的温度下病原体可大量繁殖，人们食用后可感染而发病。

经食物传播传染病的流行特征：病人有食用某种污染食品史，不食者不发病；易形成爆发，累及数与食用污染食品的人数有关；多发生于夏秋季，一般不形成慢性流行；停止供应污染食品爆发即平息。

4. 接触传播

接触传播包括两类传播方式。

（1）直接接触传播　就是在没有任何外界因素参与下，传染源与易感者直接接触而引起疾病的传播，例如性病、狂犬病等。

（2）间接接触传播　就是易感者因接触被传染源排泄物或分泌物所污染的某些无生命的物体而引起感染造成疾病传播，又称日常生活接触传播。多种肠道传染病、某些呼吸道传染病、人畜共患病、皮肤传染病等均可经此途径传播。被污染的手在间接传播中起特别重要的作用。

间接接触传播的流行病学意义，与病原体在外环境中的抵抗力、日常消毒制度是否完善、人们的卫生知识水平及卫生习惯等有关。经接触传播传染病的流行特征：病例多呈散发，可形成家庭或同居室内成员间的传播，无明显的季节性，流行过程缓慢，卫生条件差、卫生习惯不良的情况下病例较多。

5. 媒介节肢动物传播

作为传染病传播媒介的节肢动物甚多，有昆虫纲的蚊、蝇、蚤、虱等。蜘蛛纲的蜱和螨。由于传播疾病的种类和方式不同又可分为两大类：

（1）机械性传播　就是通过节肢动物接触或吞食病原体后，病原体在它的体表或体内均不繁殖，一般能存活 2～5 天。当它们再次觅食时，通过接触、反吐或随同它们的粪便将病原体排出体外而污染食品等，当人们食用这类食品后被感染。例如苍蝇能通过这种方式传播伤寒、细菌性痢疾等肠道传染病。

（2）生物性传播　当吸血节肢动物叮咬患菌血症、立克次体血症或病毒血症的宿主，病原体随着宿主的血液进入节肢动物的肠腔，造成其肠细胞或其他器官感染，病原体在节肢动物体内进行繁殖，然后再通过节肢动物的唾液、呕吐物或粪便进入易感机体。病原体在吸血节肢动物体内增殖或完成生活周期中某些阶段后始具有传染性，其所需要时间称外潜伏期。外潜伏期长短常受气温等自然因素的影响。

经吸血节肢动物传播的疾病种类极多，例如鼠疫、斑疹伤寒、疟疾、绦虫病等。还包括大约 200 种以上的虫媒病毒性疾病。吸血节肢动物传播传染病的流行特征：有一定地区性，病例分布与媒介昆虫的分布一致；有明显的季节性，病例季节性升高与媒介昆虫繁殖活动的季节一致或稍后；某些传染病具有职业特点，如森林脑炎多见于伐木工人及野外作业的工人；发病有年龄特点，老疫区病例多见于儿童，新疫区病例无年龄差异；人与人之间一般不直接传播。

6. 经土壤传播

土壤可因种种原因而被污染，传染源的排泄物或分泌物以直接或间接方式使土壤污染。因传染病死亡的人、畜尸体，由于埋葬不妥而污染土壤。有些肠道寄生虫病的生活史中有一段时间必须在土壤中发育至一定阶段才能感染人，例如蛔虫卵、钩虫卵等。某些细菌的芽孢可在土壤中长期生存，例如破伤风杆菌、炭疽杆菌等。这些被污染的土壤经过破损的皮肤使人们获得感染。

经土壤传播病原体的意义，取决于病原体在土壤中的存活力，人与土壤接触的机会与频度、个人卫生习惯等。

7. 垂直传播

孕妇将其体内的病原体垂直传播给胎儿，亦称母婴传播。从广义来看，可分为下列几种：

（1）经胎盘传播　受感染孕妇体内的病原体可经胎盘血液使胎儿感染，但并非所有感染的孕妇均可引起胎儿感染。可使胎儿感染的病毒有：风疹病毒、水痘病毒、麻疹病毒、肝炎病毒、脊髓灰质炎病毒、柯萨奇 B 族病毒、腮腺炎及巨细胞病毒等。

（2）上行性传播　病原体经孕妇阴道通过宫颈口到达绒毛膜或胎盘引起胎儿感染，例如葡萄球菌、链球菌、大肠杆菌、白色念珠菌等。

（3）分娩引起传播　胎儿从无菌的羊膜腔内产出而暴露于母亲严重污染的产道内，胎儿的皮肤、黏膜、呼吸道、肠道均可遭受病原体感染，例如淋球菌、疱疹病毒等。

8. 医源性传播

医源性传播指在医疗及预防工作中人为地引起某种传染病传播，一般分两类

（1）易感者在接受治疗、预防及各种检测试验时，通过污染的器械、针筒、针头、导尿管等而感染某些传染病。

（2）生物制品或药品受污染而引起疾病传播。

各种传染病流行时其传播途径是十分复杂的，一种传染病可同时通过几种途径传播。例如细菌性痢疾可经水、食物、媒介节肢动物及接触等多种途径传播。因此当某种传染病在人群中蔓延时，必须进行深入的流行病学调查才能了解其真正的传播途径，从而采取有针对性防制措施。

（三）易感人群

易感人群是对某种传染病易感的人群整体。易感者是对某种传染病缺乏特异性免疫力而容易被感染的人群整体中的某个人。易感者的抵抗力越低，其易感性就越高。易感者的比例在人群中达到一定水平时，又

有传染源和合适的传播途径，就很容易发生传染病的流行。人群易感性升高的主要因素有新生儿的增加、易感人口的迁入、免疫人口的死亡、免疫人口免疫力自然消退。人群易感性下降的主要因素有开展预防接种、传染病流行后免疫人口增加、隐性感染后免疫人口增加。

易感者大量减少能抑制疾病的流行，甚至使流行终止。但也不能认为易感者上升至某种水平就一定引起疾病流行，原因是疾病的发生必须有传染源的输入。

二、传染病的基本特征

传染病与其他疾病特别是感染性疾病的主要区别在于其具有下列四个基本特征，但进行传染病判断时要综合考虑这些基本特征。

1. 有病原体

每一种传染病都有特异的病原体，包括微生物和寄生虫。

2. 有传染性

这是传染病与其他感染性疾病的主要区别，传染性意味着病原体能通过某种途径感染他人。传染病患者有传染性的时期称为传染期，在每一种传染病中都相对固定，可作为隔离患者的依据之一。

3. 有流行病学特征

传染病的流行过程在自然社会因素作用下，表现出各种特征。在质的方面有外来性和地方性之分，前者指国内或地区内原来不存在，从国外或外地传入的传染病如霍乱，后者指在某些特定的自然和社会条件下某些地区中持续发生的传染病如血吸虫病。在量的方面有散发、暴发、流行和大流行之分。某传染病在某地发病率处于近年发病率一般水平称为散发性流行，当其发病率显著高于一般水平称为流行，超出国界或洲界时称为大流行。传染病病例发病时间的分布高度集中于一个短时间内称为暴发性流行。

4. 有感染后免疫

人体感染病原体后，无论显性或隐性感染，都能产生针对病原体及其产物的特异性免疫，保护性免疫可通过抗体检测而获知。感染后免疫属于自然免疫，通过抗体转移而获得的免疫属于被动免疫。

三、传染病控制的基本原则

传染病流行过程的发生必须具备三个基本条件：传染源、传播途径、易感人群，因此，在控制传染病的蔓延上，必须针对这几个因素进行。

（一）控制传染源

传染源是指病原体已在体内生长繁殖并能将其排出体外的人和动物。包括病人（显性感染者）、隐性感染者、病原携带者和受感染的动物。控制传染源首先要隔离病人，因为病人是重要的传染源。一般在疾病高峰阶段可大量排出细菌或病毒，但很多传染病在出现症状前已排毒或排菌，如流行性腮腺炎病人在腮腺肿大前 6 天已能排出有传染性的病毒，这就是为什么将病人隔离后仍继续出现流行性腮腺炎病人的原因。所以传染病的早发现、早诊断、早隔离、早治疗就显得尤为重要。另外，隐性感染者又称亚临床感染，是指病原体侵入人体后，仅引起机体产生特异性免疫应答，不引起或只引起轻微的组织损伤，不引起临床症状和体征，只通过免疫学检查才发现。在大多数传染病（如脊髓灰质炎和流行性乙型脑炎等）中，隐性感染是最常见的表现，其数量远远超过病人（10 倍以上）。隐性感染当病原体被清除，即获得对该疾病的免疫力，少数人转变为病原携带状态，病原体持续存在于体内，称病原携带者。病原携带者也是可怕的传染源，如乙型肝炎病毒的携带者、痢疾、伤寒、霍乱、白喉、流行性脑脊髓膜炎等的带菌者可成为重要的传染源。病原携带者可无任何症状，不易被人发现，但可将携带的细菌、病毒传染给其他人。所以，对有菌痢史及近期有腹泻者，入园时一定要做大便培养。另外，还有一种叫潜伏期感染：病原体感染人体后，寄生在机体中某些部位，由于机体免疫功能足以将病原体局限化而不引起显现感染，但又不足以将病原体清除，病原体便可长期潜伏下来，成为携带者。等待机体免疫功能下降时，才显现感染。

（二）切断传染途径

病原体离开传染源后，到达另一个易感者的途径称传播途径。冬春季节好发呼吸道传染病，主要通过空气、飞沫、尘埃等传播，开窗通风的方法简便有效，阳光中的紫外线消毒效果也不错，必要时戴上防护口罩等。夏秋季好发消化道传染病，主要通过水、食物、苍蝇、不洁的手、玩具及日常生活用具接触等传播，消化道传染病的确是"病从口入"，所以，切实做好饮食卫生的同时，注意个人卫生，饭前便后洗手，日常生活用具要清洁，玩具需消毒等。要消灭"四害"，尤其是灭蝇。

（三）保护易感者

易感者是对某一传染病缺乏特异性免疫力的人。如易感者的比例在人群中达到一定水平时，如果又有传染源和合适的传播途径，则传染病的流行很容易发生。小儿缺乏对疾病免疫力，故提高其免疫力，除通过体育锻炼增强体质外，更重要的是按时预防接种。世界卫生组织要求，1 岁以内完成卡介苗、麻苗、小儿麻痹症糖丸、百白破的接种。我国实行免费为婴幼儿进行预防接种（如麻疹疫苗、乙肝疫苗、脊髓灰质炎糖丸活疫苗等）也是保护易感者的措施之一。

（易　波）

第二节　传染病的监测与意义

疾病监测是一种长期、系统地收集某些疾病在人群中的发生情况和各种影响因素的方法。传染病监测是对传染病在人群中发生、发展、分布规律和变动趋势及有关因素进行连续、系统准确地收集、整理和分析，通过分析疾病的动态分布和变动趋势，预测未来疾病发生的水平和规模，为控制和消灭传染病的流行、制定防治对策提供依据。

一、监测目的

通过定期、定点的系统监测，掌握传染病的发生、发展规律，以及与其相关的社会、自然因素，为制定防治对策，开展防治工作、评价效果提供科学依据。具体如下：

1. 掌握传染病的发病动态及分布特征。
2. 通过监测资料分析，确定与传染病有关的危险因素和高危人群。
3. 评价传染病干预策略与措施效果。
4. 预测传染病发病趋势，为制定预防控制策略、措施提供科学依据。
5. 建立和检验传染病流行病学研究假设。
6. 发现异常情况，查明原因并予以干预。

二、监测方法与内容

传染病监测需要各方面的资料，在不同的传染病监测中其应用的方法各有侧重，传染病监测方法主要有：

1. 疫情监测

主要以传染病发病和死亡报告为主的监测。国内外众多监测系统是以疫情学监测为主。这种可了解传染病在人群中发病、死亡的人、地、时三间分布及其变化趋势；另有暴发疫情、特殊病例的个案调查及其处理和效果（特殊病例是指疑似从外地传入的疾病或一般情况下似不应发生疾病病例）。

2. 血清学监测

通过应用血清学监测方法可以了解监测的传染病病种的全貌，人群受威胁程度和人群的免疫状况，预测评估监测传染病病种的流行趋势。血清学监测方法还是疫情监测的重要补充，它可反映出传染病当前和过去流行情况，显性与隐性感染比例，病后或感染后的免疫持久性，应用血清学监测方法进行长期的健康人群抗体监测可反映人群对疾病感染的累积状态等。

血清学监测方法还能帮助阐明疾病传播规律。传染病在人群中流行情况和探索疾病地理分布等国内例子很多，如通过血清学监测方法证实猪是乙脑病毒的贮存宿主，在人流行性乙型脑炎流行高峰到来之前，猪群的乙脑脑炎抗体阳性率已有明显升高，说明猪在本病流行中起到重要作用。20世纪90年代初，全国开展病毒性肝炎流行情况调查，应用血清学监测方法帮助阐明了我国病毒性肝炎高发区、低发区等特征。

在开展血清学监测传染病时，要使监测结果获得成功，应考虑下列因素：

（1）要设计一套标准而可靠的实验室操作程序、检测指标及实验方法。

（2）实验人员要经过严格训练，实验所用试剂与材料稳定可靠。

（3）了解实验方法的敏感度和特异度，做好质量控制，以便对实验的评价。

（4）监测对象的合理选择，样本量大小估计和监测结果解释与交流时必须做确证试验。

3. 病原学监测

通过定点、定时、连续、系统对传染病病种进行病原学监测，以了解掌握其疫源地分布、宿主动物带菌水平、传播媒介物（水、食品等）

污染水平。如鼠疫自然疫源地监测就属病原学监测。随着基因、分子技术发展，基因序列比较，指纹图谱同源性分析等用于病原学监测，不仅丰富了病原学监测内容，且对深入研究、分析与掌握病原学特征、变异、同源性等发挥出积极的作用。总之，通过对监测传染病病种的病原体菌种群组型、毒力、耐药、基因序列比较和指纹图谱技术等，对了解掌握传染病致病微生物流行菌群与菌型的变迁，菌株变异情况，菌株耐药情况与流行关系，用于认识新发传染病、早期发现、阐明疾病流行规律等具有重要意义。

4. 传染病危险因素监测

针对疾病发病的危险因素或不良卫生行为开展监测，主要用流行病学调查技术与方法，结合计算机软件分析技术，去了解监测的疾病在人群中发生的危险因素，为制定防制对策尤其干预措施提供科学依据。如对病毒性肝炎危险因素监测，应用病例对照调查方法，结合应用计算机的 Logostic 分析技术，了解掌握病毒性肝炎尤其甲、戊型肝炎发病危险因素。又如艾滋病开展的行为监测、美国疾控中心建立的行为危险因素监测系统、青少年危险行为监测系统等，也属此类监测的范畴。

5. 症候群监测

症候群监测又称症状监测，是近年来出现的一种监测方法，指连续、系统收集分析所要监测的疾病临床症状发生频率的数据，及时发现疾病在时间、空间分布上异常现象。该监测方法旨在早期发现疾病尤其新发传染病、原因不明疾病、公共健康危害事件和生物恐怖事件，并及时预警和快速应对。目前，美国和欧洲等国家建立的早期预警系统、前驱症状监测系统、暴发探查系统、生物监测系统及健康指征检测系统均属症候群监测的范畴。我国自 2003 年 SARS 暴发后，对症候群监测工作更为重视，除已建立的流感样病例监测外，亦已先后针对不明原因疾病进行症候群监测、学生缺勤等监测。

6. 干预措施效果监测

干预措施效果监测主要了解执行干预措施的情况下疾病发生的水平和干预措施有效与否。在传染病防制工作中经常会使用该监测方法，如免疫接种措施实施中使用的免疫成功率、人群免疫后血清抗体阳转率、疫苗接种后免疫保护率等指标常常被用于评价预防接种这一干预措施的效果。此法也用于肠道传染病控制，对安全用水普及率、餐具消毒率、食品合格率等进行监测。此外，干预措施的监测还可应用在结核病、艾滋病等传染病的干预措施效果评价。

在开展对某一个具体传染病监测时，应考虑疾病特点、预防控制需要的人力、物力、财力等实际情况，选择下列内容开展。总体来看，传染病监测基本内容包括：

（1）监测人群的基本情况：即了解人口、出生、死亡、生活习惯、经济状况、教育水平、居住条件和人群流动的情况。

（2）监测传染病在人、时、地方面的动态分布，包括做传染病漏报调查和亚临床感染调查。

（3）监测人群对传染病的易感性。

（4）监测传染病、宿主、昆虫媒介及传染来源。

（5）监测病原体的型别、毒力及耐药情况。

（6）评价防疫措施的效果。

（7）开展病因学和流行规律的研究。

（8）传染病流行预测。

（易　波）

第三节　法定传染病的报告与管理

一、传染病报告种类

根据《中华人民共和国传染病防治法》（2004 年 8 月 28 日修订）规定的传染病为 37 种，分甲类、乙类、丙类。2008 年 5 月将手足口病列入丙类法定报告传染病，2009 年 4 月将甲型 H1N1 流感列入乙类法定报告传染病，目前规定报告的法定传染病共有 39 种，甲类 2 种、乙类 26 种、丙类 11 种。其中对乙类传染病中传染性非典型肺炎、炭疽中的肺炭疽和人感染高致病性禽流感，采取传染病防治法所称甲类传染病的预防、控制措施。

甲类传染病是指：鼠疫、霍乱。

乙类传染病是指：传染性非典型肺炎、艾滋病、病毒性肝炎、脊髓灰质炎、人感染高致病性禽流感、麻疹、流行性出血热、狂犬病、流行性乙型脑炎、登革热、炭疽、细菌性和阿米巴性痢疾、肺结核、伤寒和副伤寒、流行性脑脊髓膜炎、百日咳、白喉、新生儿破伤风、猩红热、布鲁氏菌病、淋病、梅毒、钩端螺旋体病、血吸虫病、疟疾、甲型H1N1流感。

丙类传染病是指：流行性感冒、流行性腮腺炎、风疹、急性出血性结膜炎、麻风病、流行性和地方性斑疹伤寒、黑热病、包虫病、丝虫病，除霍乱、细菌性和阿米巴性痢疾、伤寒和副伤寒以外的感染性腹泻病、手足口病。

二、传染病报告要求

传染病疫情报告是为各级政府提供传染病发生、发展信息的重要渠道。依据《中华人民共和国传染病防治法》、《突发公共卫生事件与传染病疫情监测信息报告管理办法》、《突发公共卫生事件应急条例》、《传染病信息报告工作管理规范》、《传染病监测信息网络直报工作技术指南》的规定，各级各类医疗机构、疾病预防控制机构、采供血机构、卫生检疫机构、学校、托幼机构、农场、林场、煤矿、劳教及其所有执行职务的医护人员、医学检验人员、卫生检疫人员、疾病预防控制人员、社区卫生服务人员、乡村医生、个体开业医生均为疫情责任报告人。疫情责任报告人在发现法定传染病时必须按规定及时报告，报告时必须填写《中华人民共和国传染病报告卡》（见附录一）。

1. 病例分类与分型

传染病报告病例分为疑似病例、临床诊断病例、实验室确诊病例、病原携带者和阳性检测结果五类。其中，需报告病原携带者的病种包括霍乱、脊髓灰质炎、艾滋病以及卫生部规定的其他传染病；阳性检测结果仅限采供血机构填写。

炭疽、病毒性肝炎、梅毒、疟疾、肺结核分型报告；

炭疽分为肺炭疽、皮肤炭疽和未分型三类；

病毒性肝炎分为甲型、乙型、丙型、戊型和未分型五类；

梅毒分为一期、二期、三期、胎传、隐性五类；

疟疾分为间日疟、恶性疟和未分型三类；

肺结核分为涂阳、仅培阳、菌阴和未痰检四类；

乙型肝炎、血吸虫病应分为急性和慢性。

2. 报告程序与方式

传染病报告实行属地化管理。传染病报告卡由首诊医生或其他执行职务的人员负责填写。现场调查时发现的传染病病例，由属地疾病预防控制机构的现场调查人员填写报告卡；采供血机构发现 HIV 两次初筛阳性检测结果也应填写报告卡。

（1）传染病疫情信息实行网络直报，没有条件实行网络直报的医疗机构，在规定的时限内将传染病报告卡报告属地县级疾病预防控制机构。

（2）乡镇卫生院、城市社区卫生服务中心负责收集和报告责任范围内的传染病信息。

（3）军队医疗卫生机构向社会公众提供医疗服务时，发现传染病疫情，应当按照本规定向属地的县级疾病预防控制机构报告。

（4）新疆生产建设兵团传染病疫情报告工作管理按卫生部有关规定执行。

3. 报告时限

责任报告单位和责任疫情报告人发现甲类传染病和乙类传染病中的肺炭疽、传染性非典型肺炎、脊髓灰质炎、人感染高致病性禽流感的病人或疑似病人时，或发现其他传染病和不明原因疾病暴发时，应于 2 小时内将传染病报告卡通过网络报告；未实行网络直报的责任报告单位应于 2 小时内以最快的通讯方式（电话、传真）向当地县级疾病预防控制机构报告，并于 2 小时内寄送出传染病报告卡。

对其他乙、丙类传染病病人、疑似病人和规定报告的传染病病原携带者在诊断后，实行网络直报的责任报告单位应于 24 小时内进行网络报告；未实行网络直报的责任报告单位应于 24 小时内寄送出传染病报告卡。

县级疾病预防控制机构收到无网络直报条件责任报告单位报送的传染病报告卡后，应于 2 小时内通过网络直报。

其他符合突发公共卫生事件报告标准的传染病暴发疫情，按《突发公共卫生事件信息报告管理规范》要求报告。

三、传染病报告管理

1. 审核

传染病报告卡录入人员对收到的传染病报告卡须进行错项、漏项、逻辑错误等检查，对有疑问的报告卡必须及时向填卡人核实。县级疾病预防控制机构疫情管理人员每日上网对辖区内报告的传染病信息进行审核，对有疑问的报告信息及时反馈报告单位或向报告人核实。

各级疾病预防控制机构每日进行报告信息审核时，对甲类传染病和乙类传染病中的肺炭疽、传染性非典型肺炎、脊髓灰质炎、人感染高致病性禽流感的病人或疑似病人以及其他传染病和不明原因疾病暴发的报告信息，应立即调查核实，于2小时内通过网络对报告信息进行确认，对误报、重报信息应及时删除。

对于其他传染病报告卡，由县级疾病预防控制机构核对无误后，于24小时内通过网络对报告信息确认。

2. 订正

在同一医疗卫生机构发生报告病例诊断变更、已报告病例死亡或填卡错误时，应由该医疗卫生机构及时进行订正报告，并重新填写传染病报告卡，卡片类别选择订正项，并注明原报告病名。对报告的疑似病例，应及时进行排除或确诊。

转诊病例发生诊断变更、死亡时，由转诊医疗机构填写订正卡并向病人现住址所在地县级疾病预防控制机构报告。

对于调查核实现住址查无此人的病例，应由核实单位更正为地址不详。

实行专病报告管理的传染病，由相应的专病管理机构或部门对报告的病例进行追踪调查，发现传染病报告卡信息有误或排除病例时及时订正。由专病管理机构或部门订正过的病例需要再次订正的，应通知专病管理机构或部门再次进行订正。

3. 补报

责任报告单位发现本年度内漏报的传染病病例，应及时补报。

4. 查重

疾病预防控制机构及具备网络直报条件的医疗机构每日对报告信息进行查重，将重复报告信息删除。

（易　波）

第三章 预防接种

预防接种是有效预防控制乃至消灭某些传染病的最经济和最有效手段。它是将特异性抗原或抗体，按照规定的免疫程序，由合格的医务人员，通过适当的接种途径，给适宜的接种对象接种于机体，使机体产生针对疾病的自动免疫或被动免疫，提高人群免疫水平，以预防和控制相应传染病的发生和流行。

第一节 预防接种的疫苗种类与作用

一、概述

用人工预防接种预防和控制传染病，是人类在同传染病作斗争过程中所取得的最为突出的成就。我国是世界上最早用种人痘方法预防天花的国家，可以说是预防接种的先驱。种人痘虽然不是预防天花最完善的方法，但受到它的启迪，17世纪英国医生琴纳（Jenner）发明了种牛痘预防天花，对人类做出了杰出的贡献。20世纪70年代在全球根除了天花，是人类用免疫预防消灭的第一个疾病，是免疫预防传染病最成功的实例，而且也为消灭其他传染病提供了宝贵经验。

预防接种又称免疫接种，它是根据传染与免疫的原理，用人工的方法，制备成自动免疫制剂（疫苗、类毒素）或被动免疫制剂（抗毒素、抗血清、丙种球蛋白等），通过适当的途径接种到机体（或群体）产生对相应传染病的自动或被动免疫。从广义上讲，预防接种包括了所有疫苗对人群的使用，如儿童扩大免疫规划与其他疫苗的接种、成人常规接种和应急接种、免疫血清制剂的临床治疗和免疫预防，以及体内诊断用品的使用等。

计划免疫有其特定的内容，它是根据传染病的监测和人群免疫水平的分析，按照科学的免疫程序，有计划地利用相关疫苗，对规定的适龄儿童进行接种。我国从早期的"四苗防六病"后又扩大到将乙肝疫苗纳入计划免疫。部分省（市）还将乙脑疫苗和 A 群流脑疫苗增加到国家免疫规划中去。卫生部于 2007 年 12 月 29 日印发了《扩大国家免疫规划实施方案》，将甲肝等 15 种可以通过接种疫苗有效预防的传染病纳入国家免疫规划。

随着我国预防接种工作发展到免疫规划时期，计划免疫的概念已逐步为免疫规划所取代。通过接种上述疫苗，可以预防乙肝、结核病、脊髓灰质炎、百日咳、白喉、破伤风、麻疹、甲肝、流脑、乙脑、风疹、腮腺炎、肾综合征出血热、炭疽和钩端螺旋体病等 15 种传染病。

二、疫苗种类

在世界各地流行的传染病中，其中一部分已有比较成熟的可供预防用的疫苗，大约有几十种，占人类已知传染病的 5%～7%，但仍然还有不少传染病严重威胁着人们的健康，要大规模有效地控制它们，有些病种仍将依赖于成功的预防接种。因此，许多传染病的预防和控制仍有待于新疫苗的不断开发。

凡具有抗原性接种于机体可产生特异的自动免疫力，可抵御传染病的发生或流行的制剂，称为疫苗。既往或习惯上把以细菌制成的制剂称为"菌苗"，而把病毒及立克次体制成的制剂称为"疫苗"；以细菌代谢产物——毒素制备的制剂，称为"类毒素"。随着现代科学技术的发展，以及按国际惯用名称，凡自动免疫制剂统称为"疫苗"。依据现代科学技术发展趋势，将现今广为应用及日后可能发展的疫苗分为以下几类。

（一）减毒活疫苗

此类疫苗是将病原微生物（细菌或病毒）在人工培育的条件下，促使产生定向变异，使其极大程度地丧失致病性，但仍保留一定的残余毒力、免疫原性及繁殖能力。制成疫苗接种人体后，使机体产生一次亚临床感染而获得免疫力。

1. 细菌类减毒活疫苗如 BCG、布氏活疫苗、鼠疫活疫苗、炭疽活疫苗、痢疾活疫苗等。

2. 病毒类减毒活疫苗如麻疹活疫苗、腮腺炎活疫苗、风疹活疫苗、水痘活疫苗、脊灰活疫苗等。

（二）灭活疫苗

此类疫苗包括细菌、病毒、立克次体及类毒素制剂。

1. 细菌或病毒灭活疫苗

是细菌、病毒或立克次体的培养物，经化学或物理方法灭活制成，使之完全丧失原来靶器官的致病力，而仍保存相应抗原的免疫原性。病毒类灭活疫苗如乙脑疫苗、流感疫苗、狂犬病疫苗、出血热疫苗、斑疹伤寒疫苗等，以及细菌类灭活疫苗如伤寒疫苗、百日咳疫苗等。

2. 类毒素

是细菌在液体培养条件下，产生外毒素，经脱毒提纯等工艺制成。这类可溶性抗原通常需要加入佐剂（吸附剂）才能产生良好的免疫原性。如白喉类毒素制剂、破伤风类毒素制剂等。

（三）组分疫苗（包括亚单位疫苗）

此类疫苗是从细菌或病毒培养物中，以生物化学和物理方法提取纯化有效特异性抗原制成的疫苗。如无细胞百日咳及其联合疫苗、流脑多糖及其结合疫苗、Hib多糖及其结合疫苗、肺炎球菌及其结合疫苗，以及流感亚单位疫苗等。

（四）基因工程疫苗

以近代发展起来的生物工程技术，将有效的特异性抗原的基因插入易于增殖的载体（细菌、细胞），在载体繁殖时可表达有效特异性抗原，取其制成疫苗。如乙肝基因工程疫苗、轮状病毒基因工程疫苗、人乳头状病毒疫苗（子宫颈疫苗）、B亚单位霍乱疫苗等。

此外，仿特异性抗原的某些肽链或蛋白质人工合成的抗原，有可能研制成合成疫苗，现今还没有应用于人群的疫苗。

三、常用疫苗简介

1. 卡介苗（BCG）

是将卡介菌进行培养后收集菌体，加入稳定剂冻干制成的减毒活疫苗。接种BCG主要是预防儿童粟粒性肺结核和结核性脑膜炎的发生，并可能在一定程度上减少结核病的传播。

2. 脊灰疫苗（OPV）

用于预防脊髓灰质炎病毒感染引起的脊髓灰质炎，主要有两种：一种是当前免疫规划用的口服脊灰疫苗，为减毒活疫苗，主要为白色固体糖丸，也有为低龄婴幼儿配制的口服液体苗。另一种为脊髓灰质炎灭活疫苗（IPV）。

3. 麻疹疫苗（MV）

用于预防麻疹，是由麻疹病毒减毒株接种原代鸡胚细胞，经培养、收获病毒液，加入适宜稳定剂冻干制成。

4. 麻风疫苗（MR）与麻腮疫苗（MM）

麻风疫苗用于预防麻疹、风疹，麻腮疫苗用于预防麻疹、腮腺炎。系用麻疹病毒减毒株和风疹病毒或腮腺炎病毒减毒株分别接种原代鸡胚细胞，经培养、收获病毒液，按比例混合配制，加入适宜稳定剂冻干制成。

5. 麻腮风疫苗（MMR）

用于预防麻疹、腮腺炎和风疹三种疾病，内含三种病毒成分，是将三种病毒混合并加入适宜稳定剂后冻干制成的。

6. 吸附百白破联合疫苗（DPT）

能预防百日咳、白喉和破伤风三种疾病，是由百日咳疫苗、白喉类毒素及破伤风类毒素的原液加氢氧化铝佐剂制成的灭活疫苗。目前常用的有两种：一种为全细胞百白破疫苗（wDPT）；另一种是对百日咳菌进行提纯，去除内毒素，为无细胞百白破疫苗（aDPT）。

7. 吸附白破疫苗（DT）

能预防白喉和破伤风两种疾病，由白喉类毒素原液和破伤风类毒素原液加入佐剂制成。

8. 破伤风疫苗（TT）

是由破伤风类毒素原液加佐剂制成的。

9. 重组乙肝疫苗（HB）

由重组酵母菌或者重组中国仓鼠卵巢细胞（CHO 细胞）表达的乙肝病毒表面抗原（HBsAg）经纯化，加入铝佐剂制成，用于预防乙肝。

10. 甲肝疫苗（HA）

系用甲型肝炎病毒接种人二倍体细胞，经培养、收获病毒液后提纯，加适宜的稳定剂冻干制成的减毒活疫苗，或者是经甲醛灭活后制成的灭活疫苗。

11. 流脑疫苗

当前使用的流脑疫苗主要为 A 群多糖疫苗、A＋C 脑膜炎球菌多糖疫苗和 A + C 脑膜炎球菌结合疫苗，以及 4 价 的 A + C + Y + W135 群疫苗。A 群多糖疫苗用于预防 A 群流脑，是采用 A 群脑膜炎奈瑟菌培养液经提取获得荚膜多糖抗原，纯化后加入适宜稳定剂冻干制成的多糖灭活疫苗。A + C 群脑膜炎球菌多糖疫苗和结合疫苗都用于预防 A 群以及 C 群流脑。A + C 群脑膜炎球菌多糖疫苗是用 A 群及 C 群脑膜炎奈瑟菌培养液，经提纯获得 A 群及 C 群多糖抗原并加入适宜稳定剂后冻干制成的多糖灭活疫苗。A + C 群脑膜炎球菌结合疫苗是经提纯多糖抗原，与破伤风类毒素共价结合后，加入乳糖作为赋形剂冻干制成的灭活疫苗。

12. 乙脑疫苗（JEV）

能预防流行性乙型脑炎，国内主要有乙脑灭活疫苗、乙脑减毒活疫苗。乙脑减毒活疫苗是用乙脑病毒减毒株接种原代地鼠肾细胞，经培养、收获病毒液，加适宜稳定剂冻干制成的。

四、预防接种的作用和地位

随着现代科学技术的发展，特别是生物学、免疫学、微生物学、医学生物制品学的发展，预防接种制剂品种不断增加，质量逐步提高，免疫预防对传染病的控制起着越来越重要的作用。

（一）在控制和消灭传染病中的作用

我国就防制传染病来说，半个多世纪来，其总发病率有大幅度下降，特别是疫苗的使用使传染病的发病率下降更为显著；而在传染病总死亡率中死因序位也由第 1 位下降至第 6 位以下，对期望寿命的提高起到了不可估量的作用。全球于 20 世纪 70 年代末消灭天花，是人类运用人工免疫消灭的第一个疾病，是世界医学史光辉的篇章。天花从地球上消失，不仅消除了该疾病对人类带来的巨大苦难，而且也为预防、控制、消灭其他疾病提供了宝贵的经验。

（二）在建立免疫屏障中的作用

免疫预防是针对个体接种疫苗，从而在提高个体免疫水平的同时，也提高了整个人群的免疫水平，当大多数不同年龄人群免疫水平得到提高，形成了一道牢固的免疫屏障，就等于筑起一道天然的防病长城。对于各种原因和禁忌证未能接种疫苗，或因原发性、继发性免疫失败者，因为传染源大幅度降低，接触病原体机会也相应减少，在一定程度上也等于在一把免疫的保护伞下不被感染。通过全程预防接种，可以获得一定年限的免疫保护，适时进行加强（或再免）免疫，使人群保持一定的免疫保护水平，有些传染病可以获得持久或巩固的免疫保护。只要维持和提高不同年龄初种或复种人群的接种水平，其群体免疫屏障将是十分牢固的。

（三）在综合性预防措施中的作用

预防和控制传染病要靠综合措施来完成，即控制和消灭传染源、切断传播途径、提高人群免疫水平、降低人群易感性。对染病源只限于人与人互相传染的疾病，如天花、麻疹、白喉、脊髓灰质炎等，实行预防接种其效果显著或比较显著。在一些蚊媒传染病及肠道传染病中，预防接种也发挥着重要的作用。

（四）预防接种在合理和有效使用卫生资源中的作用

预防接种在防制传染病中除有效、方便外，其最大的特点是经济，可以为国家节约大量的卫生资源。疫苗及疫苗接种的投资很小，但防病效果显著，其经济效益很大。我国属 HBV 感染高流行区，人群乙肝病毒表面抗原（HBsAg）阳性率约为 10%，全国有 1.2 亿以上人是 HBV 携带者，约有慢性乙肝患者 2000 万人，其中一部分将发展为肝硬化、肝癌。乙肝给患者、家庭、社会造成了沉重的经济负担。2005 年卫生部已将乙肝列为重点控制的传染病之一，明确要求采取免疫预防为主、防治兼顾的综合措施，优先保护新生儿和重点人群，并确定了 5 岁以下儿童 HBsAg 携带率降至 1% 以下，全人群 HBsAg 携带率降至 7% 以下的具体目标。至于预防接种后大幅度降低发病而避免的致残、死亡给人们所造成的精神痛苦和社会负担，其社会效益之大，则是不能用金钱所能估量的。

（马　瑞）

第二节　常见疑似预防接种异常反应的监测与处理

一、基本概念

接种疫苗是预防、控制针对传染病的有效措施，但是任何一种疫苗都不是绝对安全的。随着一种疫苗有效接种率的提高，疫苗针对传染病发病率的下降，接种疫苗后的反应已逐渐引起人们的重视。

（一）疑似预防接种异常反应的定义

为开展预防接种异常反应监测，及时发现和处理预防接种异常反应，在2010年卫生部下发的《全国疑似预防接种异常反应监测方案》（卫办疾控发〔2010〕94号）中明确规定了疑似预防接种异常反应（Adverse Event Following Immunization，简称AEFI）的定义，它是指在预防接种后发生的怀疑与预防接种有关的反应或事件。

（二）疑似预防接种异常反应的分类

疑似预防接种异常反应经过调查诊断分析后，按其发生原因分为以下五种类型。

1. 不良反应

合格的疫苗在实施规范接种后，发生的与预防接种目的无关或意外的有害反应，包括一般反应和异常反应。

（1）一般反应　在预防接种后发生的，由疫苗本身所固有的特性引起的，对机体只会造成一过性生理功能障碍的反应，主要有发热和局部红肿，同时可能伴有全身不适、倦怠、食欲不振、乏力等综合症状。

（2）异常反应　合格的疫苗在实施规范接种过程中或者实施规范接种后造成受种者机体组织器官、功能损害，相关各方均无过错的药品不良反应。

预防接种异常反应包括以下3个方面的内容：

①使用合格的疫苗　所使用的疫苗应经过国家食品药品监督管理部门正式批准注册；通过国家药品检定机构批质量检验，获得《生物制品批签发合格证》；流通渠道符合《疫苗流通和预防接种管理条例》的规定；疫苗冷藏储运符合要求，在有效期内使用。

②实施规范性操作　接种单位和工作人员经过卫生行政部门资质认证；按照《预防接种工作规范》的要求实施预防接种，并做到安全注射。

③造成受种者机体组织器官、功能等损害。

2. 疫苗质量事故

由于疫苗质量不合格，接种后造成受种者机体组织器官、功能损害。

3. 接种事故

由于在预防接种实施过程中违反预防接种工作规范、免疫程序、疫苗使用指导原则、接种方案，造成受种者机体组织器官、功能损害。

4. 偶合症

受种者在接种时正处于某种疾病的潜伏期或者前驱期，接种后巧合发病。

5. 心因性反应

在预防接种实施过程中或接种后因受种者心理因素发生的个体或者群体的反应。

在疑似预防接种异常反应、不良反应、异常反应等概念中，以疑似预防接种异常反应的定义外延最为宽泛，而不良反应和异常反应的定义则相对局限。它们之间的关系如图 3 - 1 所示。

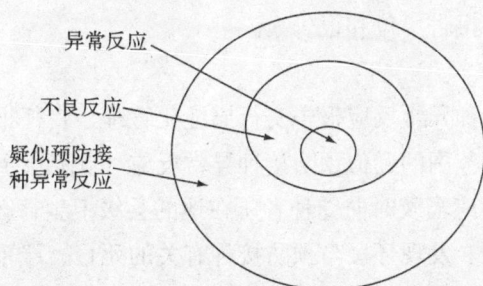

图 3 - 1　疑似预防接种异常反应、不良反应、异常反应的关系

二、疑似预防接种异常反应的报告与调查

（一）报告

1. 报告范围

疑似预防接种异常反应报告范围按照发生时限分为以下情形：

（1）24 小时内　如过敏性休克、不伴休克的过敏反应（荨麻疹、斑丘疹、喉头水肿等）、中毒性休克综合征、晕厥、癔症等。

（2）5 天内　如发热（腋温≥38.6℃）、血管性水肿、全身化脓性感染（毒血症、败血症、脓毒血症）、接种部位发生的红肿（直径 > 2.5cm）、硬结（直径 > 2.5cm）、局部化脓性感染（局部脓肿、淋巴管炎和淋巴结炎、蜂窝组织炎）等。

（3）15 天内　如麻疹样或猩红热样皮疹、过敏性紫癜、局部过敏坏死反应（Arthus 反应）、热性惊厥、癫痫、多发性神经炎、脑病、脑炎和脑膜炎等。

（4）6 周内　如血小板减少性紫癜、格林巴利综合征、疫苗相关麻痹型脊髓灰质炎等。

（5）3 个月内　如臂丛神经炎、接种部位发生的无菌性脓肿等。

（6）接种卡介苗后 1～12 个月　如淋巴结炎或淋巴管炎、骨髓炎、全身播散性卡介苗感染等。

（7）其他　怀疑与预防接种有关的其他严重疑似预防接种异常反应。

2. 报告单位和报告人

医疗机构、接种单位、疾病预防控制机构、药品不良反应监测机构、疫苗生产企业、疫苗批发企业及其执行职务的人员为疑似预防接种异常反应的责任报告单位和报告人。

3. 报告程序

疑似预防接种异常反应报告实行属地化管理。责任报告单位和报告人发现属于报告范围的疑似预防接种异常反应（包括接到受种者或其监护人的报告）后应当及时向受种者所在地的县级卫生行政部门、药品监督管理部门报告。发现怀疑与预防接种有关的死亡、严重残疾、群体性疑似预防接种异常反应、对社会有重大影响的疑似预防接种异常反应时，责任报告单位和报告人应当在发现后 2 小时内向所在地县级卫生行政部门、药品监督管理部门报告；县级卫生行政部门和药品监督管理部门在 2 小时内逐级向上一级卫生行政部门、药品监督管理部门报告。

责任报告单位和报告人应当在发现疑似预防接种异常反应后 48 小时内填写疑似预防接种异常反应个案报告卡，向受种者所在地的县级疾病预防控制机构报告；发现怀疑与预防接种有关的死亡、严重残疾、群体性疑似预防接种异常反应、对社会有重大影响的疑似预防接种异常反应时，在 2 小时内填写疑似预防接种异常反应个案报告卡或群体性疑似预防接种异常反应登记表，以电话等最快方式向受种者所在地的县级疾病预防控制机构报告。县级疾病预防控制机构经核实后立即通过全国预防接种信息管理系统进行网络直报。各级疾病预防控制机构和药品不良反应监测机构应当通过全国预防接种信息管理系统实时监测疑似预防接种异常反应报告信息。

对于死亡或群体性疑似预防接种异常反应，同时还应当按照《突发公共卫生事件应急条例》的有关规定进行报告。

（二）**调查诊断**

1. 核实报告

县级疾病预防控制机构接到疑似预防接种异常反应报告后，应当核实疑似预防接种异常反应的基本情况、发生时间和人数、主要临床表现、初步临床诊断、疫苗接种等，完善相关资料，做好深入调查的准备工作。

2. 调查

除明确诊断的一般反应（如单纯发热、接种部位的红肿、硬结等）外的疑似预防接种异常反应均需调查。

县级疾病预防控制机构对需要调查的疑似预防接种异常反应，应当在接到报告后 48 小时内组织开展调查，收集相关资料，并在调查开始后 3 日内初步完成疑似预防接种异常反应个案随访表（附录三）的填写，并通过全国预防接种信息管理系统进行网络直报。

怀疑与预防接种有关的死亡、严重残疾、群体性疑似预防接种异常反应、对社会有重大影响的疑似预防接种异常反应，由市级或省级疾病预防控制机构在接到报告后立即组织预防接种异常反应调查诊断专家组进行调查。

对于死亡或群体性疑似预防接种异常反应，同时还应当按照《突发公共卫生事件应急条例》的有关规定进行调查。

3. 资料收集

（1）临床资料　了解病人的既往预防接种异常反应史、既往健康状况（如有无基础疾病等）、家族史、过敏史，掌握病人的主要症状和体征及有关的实验室检查结果、已采取的治疗措施和效果等资料。必要时对病人进行访视和临床检查。对于死因不明需要进行尸体解剖检查的病例，应当按照有关规定进行尸检。

（2）预防接种资料　疫苗进货渠道、供货单位的资质证明、疫苗购销记录；疫苗运输条件和过程、疫苗贮存条件和冰箱温度记录、疫苗送达基层接种单位前的贮存情况；疫苗的种类、生产企业、批号、出厂日期、有效期、来源（包括分发、供应或销售单位）、领取日期、同批次疫苗的感官性状；接种服务组织形式、接种现场情况、接种时间和地点、接种单位和接种人员的资质；接种实施情况、接种部位、途径、剂次和剂量、打开的疫苗何时用完；安全注射情况、注射器材的来源、注射操作是否规范；接种同批次疫苗其他人员的反应情况、当地相关疾病发病情况。

4. 诊断

县级卫生行政部门、药品监督管理部门接到疑似预防接种异常反应报告后，对需要进行调查诊断的，交由县级疾病预防控制机构组织专家进行调查诊断。死亡、严重残疾、群体性疑似预防接种异常反应、对社会有重大影响的疑似预防接种异常反应，由市级或省级疾病预防控制机构组织预防接种异常反应调查诊断专家组进行调查诊断。

5. 调查报告

对死亡、严重残疾、群体性疑似预防接种异常反应、对社会有重大影响的疑似预防接种异常反应，疾病预防控制机构应当在调查开始后7日内完成初步调查报告，及时将调查报告向同级卫生行政部门、上一级疾病预防控制机构报告，向同级药品不良反应监测机构通报。药品不良反应监测机构向同级药品监督管理部门、上一级药品不良反应监测机构报告。县级疾病预防控制机构应当及时通过全国预防接种信息管理系统上报初步调查报告。

调查报告包括以下内容：对疑似预防接种异常反应的描述，疑似预防接种异常反应的诊断、治疗及实验室检查，疫苗和预防接种组织实施情况，疑似预防接种异常反应发生后所采取的措施，疑似预防接种异常反应的原因分析，对疑似预防接种异常反应的初步判定及依据，撰写调查报告的人员、时间等。

三、常见疑似预防接种异常反应的处理

（一）一般反应

1. 全身反应

（1）临床表现　发热；头痛、头晕、乏力、全身不适；恶心、呕吐、腹泻等。

（2）处置原则　发热≤37.5℃，加强观察，适当休息，多饮水，伴其他全身症状、异常哭闹等，及时到医院诊治；发热>37.5℃，及时到医院诊治。

2. 局部反应

（1）临床表现　接种局部红肿，伴疼痛。

（2）处置原则　直径＜15mm，一般不需任何处理；直径15～30mm，用干净毛巾热敷；直径＞30mm，及时到医院诊治。值得注意的是：接种卡介苗引起的局部红肿，不能热敷。

（二）异常反应

1. 无菌性脓肿

（1）临床表现

①注射局部先有较大红晕，2～3周后接种部位出现大小不等的硬结、肿胀、疼痛。

②炎症表现并不剧烈，可持续数周至数月。轻者可在原注射针眼处流出略带粉红色的稀薄脓液；较重者可形成溃疡，溃疡呈暗红色，周围皮肤呈紫红色。

③溃疡未破溃前，有波动感。轻者经数周至数月可自行吸收。严重者破溃排脓，创口和创面长期不能愈合，有时表面虽然愈合，但深部仍在溃烂，形成脓腔，甚至经久不愈。

（2）治疗

①干热敷以促进局部脓肿吸收，每日2～3次，每次15分钟左右。

②脓肿未破溃前可用注射器抽取脓液，并可注入适量抗生素。不宜切开排脓，以防细菌感染或久不愈合。

③脓肿如已破溃或发生潜行性脓肿且已形成空腔需切开排脓，必要时还需扩创，将坏死组织剔除。

④有继发感染时，先根据以往经验选用抗生素，然后对分泌物进行细菌培养，按照药敏培养实验结果，选用敏感的抗生素；换药时用3%硼酸溶液冲洗伤口，引流通畅。

2. 过敏反应

在预防接种异常反应中过敏反应最常见，它是受同一种抗原（致敏原）再次刺激后出现的一种免疫病理反应，可引起组织器官损伤或生理功能紊乱，临床表现多样化，轻则一过即愈，重则救治不及时或措施不当可危及生命。

（1）过敏性休克

临床表现：出现以周围循环衰竭为主要特征的症候群，发病呈急性，一般在输入抗原（致敏原）后数分钟至 1 小时内发病，出现胸闷、气急、面色潮红、皮肤发痒，全身出现皮疹，甚至由于喉头水肿、支气管痉挛而导致呼吸困难、缺氧、紫绀，面色苍白，四肢冰冷，脉搏细而弱，血压下降，呈昏迷状。

治疗

①使病人平卧、头部放低、保持安静、注意保暖。

②立即皮下注射 1∶1000 肾上腺素，小儿每次 0.01ml/kg，最大量 0.33（1/3 支）ml。

③用肾上腺素 15～30 分钟后，血压仍不回升者宜用地塞米松。

④发生呼吸衰竭，有条件时予插管给氧，或肌内注射洛贝林或尼可刹米 250mg。喉头水肿阻碍呼吸应吸氧，并作气管插管。

⑤烦躁不安者可肌内注射镇静剂，如苯巴比妥，小儿 5～8mg/kg，每次最大量不超过 0.1g。

⑥基层单位作上述处理后，待病情稍有好转立即转院以便进一步处理，或至少留观 12 小时，以防晚期过敏反应的出现。

（2）过敏性皮疹

临床表现：接种疫苗后无其他原因而出现的皮疹。

①荨麻疹　最为多见，一般在接种后数小时以至数日发生。一般先皮肤瘙痒，随后发生水肿性红斑、风疹团。皮疹大小不等，色淡红或深红，皮疹周围呈苍白色，压之褪色，边缘不整齐。皮疹反复或成批出现，此起彼伏，速起速退，消退后不留痕迹。严重者融合成片，有奇痒。

②麻疹、猩红热样皮疹　常见于接种后 3～7 天。色鲜红或暗红。为隆起于皮肤表面的斑丘疹，可见于耳后、面部四肢或躯干，多少不均，可散在发生或融合成片。

其他症状

①呼吸系统　呼吸困难、哮鸣、咽喉水肿、声音嘶哑、鼻眼症状如鼻塞、流涕、喷嚏、发痒和结膜充血、流泪、眼痒。

②消化系统　恶心、呕吐、腹泻、腹痛。

③神经系统　头晕、头痛、抽搐、意识丧失等。

治疗

①轻症仅口服抗组胺药如扑尔敏、西替利嗪等即可。

②重症给予 1:1000 肾上腺素，剂量见"过敏性休克"，静脉输液急救，吸氧。

③必要时用 10% 葡萄糖酸钙 10ml，加于 25% 葡萄糖注射液 20ml 中缓慢静脉注射。

④出现以下情况应给予特殊处理　伴支气管痉挛应吸入或口服支气管扩张剂，喉水肿者立即喷入或雾化吸入 1:1000 肾上腺素，并可考虑皮质激素治疗，抽搐者尽快用适当药物镇静。

⑤病情稍有好转立即转院以便进一步处理，或至少留观 12 小时，以防晚期过敏反应的出现。

（3）血管性水肿

临床表现

①注射疫苗后不久或最迟于 1～2 天内产生。

②注射局部的红肿范围逐渐扩大，皮肤光亮，不痛，仅有瘙痒、麻木、胀感。重者肿胀范围可以显著扩大至肘关节及整个上臂。

③水肿在全身各个部位均可发生，出现的部位可引起不同的症状和后果。发生在皮肤，表现为荨麻疹或水肿，发生在眼睑或眼结膜，则严重妨碍视觉；发生在视神经周围可导致视力减退或暂时性失明；发生在尿道可引起尿闭；发生在咽喉或气管可引起窒息；发生在肠壁、肠系膜可引起腹痛等症状。

④如无其他症状，一般不会造成严重的或持久的损害，消退后不留痕迹。

治疗

①用干净毛巾热敷。

②抗过敏治疗，口服苯海拉明，成人每次 25～50mg，每天 2～3 次；儿童每次 1mg/kg，每天 3～4 次。很快痊愈，预后良好。

3. 接种卡介苗后的淋巴结炎

（1）临床表现

①卡介苗接种后同侧局部淋巴结肿大超过 1cm 或发生脓疡破溃，淋巴结可一个或数个肿大。

②分泌物涂片检查可发现抗酸杆菌，培养阳性，菌型鉴定为卡介苗株，淋巴结组织病理检查为结核病变。

（2）治疗

①若局部淋巴结继续增大，可口服异烟肼或加用利福平，局部用异烟肼粉末或加用利福平涂敷，最好采用油纱布，起初每天换药1次，好转后改为2~3天换药1次。大龄儿童可以采用链霉素局部封闭。

②脓疡有破溃趋势，应及早切开，用20%对氨基水杨酸油膏纱条或利福平纱条引流。若脓疡自发破溃，用20%对氨基水杨酸软膏或利福平粉剂涂敷。

4. 卡介苗接种事故的处理

接种卡介苗时误种皮下或肌内，以及超剂量接种引起的事故最为多见。

（1）临床表现

①接种局部在2~5天内出现红肿，以后发生硬结，发展成中心软化、破溃而成脓肿。接种部位同侧腋窝、锁骨下可伴有淋巴结肿大。

②可有体温升高，伴有乏力、烦躁、食欲减退，个别儿童肺部可闻及干性或湿性啰音。

③X线检查可见肺纹理增加和肺异常阴影，但极少引起肺部结核。

（2）治疗

全身治疗

①口服异烟肼，儿童8~10mg/kg，1次顿服，每日总量不得超过300mg，至局部反应消失。同时口服维生素C、维生素B_6，以减少异烟肼反应。如在服异烟肼的同时加服利福平，则效果更好。

②反应严重者可肌内注射异烟肼，儿童每天40~60mg/kg，分1~2次注射，疗程1个月。

局部治疗

①立即异烟肼50mg加于0.5%普鲁卡因溶液中，作局部环形封闭，每日1次，连续3天后改为每3天1次，共计8~10次。

②已发生溃疡者，在用异烟肼液冲洗后，再用异烟肼粉撒于溃疡面，并可同时用利福平，有广谱抗菌作用。

5. 癔症

（1）癔症

临床表现：见表3-1。

表 3 – 1　癔症主要临床表现

反应类型	主要临床表现
自主神经系统紊乱	头痛、头晕、恶心、面色苍白或潮红、出冷汗、肢冷、阵发性腹痛等
运动障碍	阵发性抽搐、下肢活动不便、四肢强直等
感觉障碍	肢麻、肢痛、喉头异物感
视觉障碍	视觉模糊、一过性复视
精神障碍	翻滚、嚎叫、哭闹
其他	嗜睡（阵发性）

治疗

①一般不需特殊治疗，如果病人在丧失知觉时可用棉球蘸少许氨水置于鼻前，促其苏醒。

②苏醒后可酌情给予镇静剂，如地西泮（安定）成人每次 2.5 ～ 5mg，儿童每次 0.1 ～ 0.2mg/kg。

③暗示治疗收效最佳，如注射生理盐水和给维生素的同时结合心理暗示；也可用物理治疗，如针刺人中、印堂、合谷等穴位或应用电针治疗。

④尽可能在门诊治疗，尽快予以治愈。

⑤对发作频繁而家属又不合作者，可考虑请精神神经科医生会诊处理。

（2）群发性癔症

临床表现

群发性癔病为预防接种后多人同时或先后发生的，多数表现相同或相似的癔病。临床类型呈多样化，发病者以自主神经功能紊乱为主，可以同时出现多个系统的症状，但体检无阳性体征。

防治对策及措施

①宣传教育，预防为主。

②排除干扰，疏散病人。

③避免医疗行为的刺激。

④疏导为主，暗示治疗。

⑤仔细观察，处理适度。

（马　瑞）

第四章 艾滋病防制

第一节 概 述

一、定义

艾滋病是获得性免疫缺陷综合征（AIDS）的简称，是由人类免疫缺陷病毒（HIV）引起的慢性传染病，可经性接触、血液或母婴传播。HIV 主要侵犯、破坏人体 CD4$^+$T 淋巴细胞，导致机体细胞免疫功能受损乃至缺陷，最终并发各种严重机会性感染和肿瘤。本病具有传播迅速、发病缓慢、病死率高的特点。

二、流行病学

（一）传染源

HIV 病毒携带者是本病的传染源，包括 HIV 感染者和艾滋病病人。HIV 感染者大多外表健康、活动性大，对本病的传播与扩散起到了重要作用。此外，血清病毒阳性而 HIV 抗体阴性的窗口期感染者亦是本病的重要传染源，窗口期一般 2~6 周。

（二）传播途径

HIV 主要存在于 HIV 感染者和艾滋病病人的体液中，包括血液等，任何能够引起体液交换的行为都有传播 HIV 的可能。目前公认的传播途径主要是：性接触、血液接触和母婴传播。

1. 性接触传播

经性接触传播是目前我国艾滋病的主要传播途径，包括同性、异性和双性性接触。性接触摩擦所致皮肤黏膜的细微破损即可导致病毒侵入机体致病。精液含 HIV 量远高于阴道分泌物，男传女的概率高于女传男 2~3 倍。与发病率有关的因素包括性伴侣数量、性伴侣的感染阶段、性交方式和性交保护措施等。

2. 经血液和血制品传播

共用注射器吸毒；输入未经 HIV 检测的血液和血制品；使用未经检测的精液和人体组织器官；共用牙具和剃刀；使用未消毒或消毒不合格的医疗器具；理发、纹眉、穿耳、纹身等刀、针具不消毒；其他方式导致皮肤黏膜破损并接触到 HIV 携带者的血液、体液和分泌物等。

3. 母婴传播

感染了 HIV 的育龄妇女在怀孕期、分娩过程或喂哺母乳时可将病毒传染给胎儿或婴儿。

（三）易感人群

人群普遍易感。由于艾滋病的传播与人类的行为关系密切，所以，男男性接触者、静脉吸毒者、女性性服务工作者及 HIV 携带者的配偶属于艾滋病高危人群，而长途卡车司机、外来务工人员及青少年等属于艾滋病防控重点关注人群。

三、临床表现

艾滋病的潜伏期平均为 9 年，一般为 2 ~ 15 年。根据我国有关艾滋病的诊疗标准和指南，将艾滋病分为急性期、无症状期和艾滋病期。

1. 急性期

发生在接触艾滋病病毒后 2 ~ 4 周左右。在本期内，HIV 大量复制而 CD4 细胞急剧下降。大约 50% ~ 70% 的感染者出现 HIV 病毒血症和免疫系统急性损伤所产生的临床症状，多数人会出现类似感冒样的症状，如发热、头疼、全身酸痛、恶心、呕吐、腹泻、皮疹等。持续时间 1 ~ 2 周。

2. 无症状期

急性 HIV 感染后，多数病人经过 6 ~ 8 年时间进入无症状期。他们在外表上与健康人无异，可以正常生活与工作，但能将病毒传染给他人。

3. 艾滋病期

为 HIV 感染后的最终阶段。此期主要的临床表现为 HIV 相关症状、各种机会性感染及肿瘤。病人可以出现不明原因的长期低热、渐进性消瘦、乏力、慢性腹泻、皮疹等症状，继而发生"机会性"感染，多数表现为卡氏肺囊肿性肺炎或中枢神经系统的感染，这是大多数病人死亡的直接原因。部分 AIDS 或 HIV－1 感染者会出现卡波西氏肉瘤，少数 HIV－1 感染者表现为淋巴肉瘤、黑色素瘤等其他恶性肿瘤。

（张丹丹）

第二节　艾滋病防制与管理

随着艾滋病疫情的不断蔓延，基层医疗卫生单位在艾滋病防治工作务必承担起相应的职责。具体工作包括辖区报告 HIV/AIDS 的阳性告知，HIV/AIDS 的随访管理、自愿咨询检测、社区宣传和高危行为干预等。

对新发 HIV/AIDS 的阳性告知率达 95% 以上，HIV/AIDS 首次随访完成率达 95% 以上，最近 6 个月 HIV 随访完成率达 80% 以上，最近 3 个月 AIDS 随访完成率达 85% 以上，辖区居民艾滋病知识知晓率达 85% 以上，各类高危场所干预覆盖率达 100%，暗娼人群月均干预覆盖率达 70% 以上，男男性接触者月均干预覆盖率达 50% 以上。

一、HIV/AIDS 的阳性告知

（一）阳性告知的依据

对于新发的 HIV/AIDS，必须由责任告知人（经卫生行政部门培训合格的工作人员）将艾滋病检测确证阳性结果及其意义告诉其本人和相关人，并提供医学指导与咨询。

（二）阳性告知的意义

1. 使感染者及相关人了解感染情况；

2. 为感染者及相关人提供医学咨询，减少艾滋病对个人及家庭产生的影响；

3. 宣讲艾滋病防治知识及有关法律规定，控制艾滋病病毒的进一步传播；

4. 为感染者提供可获得的支持与服务信息；

5. 通过初步沟通和交流，增强感染者对告知人员的信任感，以利于随访管理。

（三）阳性告知的对象

1. 艾滋病感染者、病人及其配偶；

2. 未成年的艾滋病感染者、病人的监护人；

3. 无行为能力或限制行为能力的艾滋病感染者、病人的法定监护人。

（四）阳性告知时限

1. 责任告知单位接到艾滋病检测阳性确诊报告单后一周内（以网络直报为准）完成告知工作。对于公安、司法行政系统监管场所被监管人员中的艾滋病感染者、病人的阳性告知，根据不同监管场所的情况，由当地疾病预防控制机构与监管场所协商决定告知时间和方式；

2. 责任告知单位在告知艾滋病感染者、病人本人后一个月内告知配偶。

（五）阳性告知的内容

1. 核对阳性告知对象身份；

2. 告知艾滋病检测确诊阳性结果及其意义；

3. 宣讲艾滋病防治知识；

4. 明确感染者/病人的权利和义务；

5. 提供可获得的支持和服务信息（包括国家有关政策和当地有关关怀政策）；

6. 提供相关咨询；

7. 签署告知书（见附录二）。

（六）阳性告知的方式

1. 告知应该在相对独立、安静无干扰的场所以面对面的方式进行，原则上由 2 个责任告知人在场，不得采用电话、捎信、转告等方式告知；

2. HIV/AIDS 得知阳性结果后一个月内将自己的感染状况告诉配偶，并负责促成配偶到责任告知单位接受告知。否则，责任告知单位应与其配偶联系并告知；

3. 未成年的 HIV/AIDS 年满 18 周岁后，原监护人应将感染状况告诉本人，并负责促成其本人到责任告知单位接受告知。否则，责任告知单位应与其本人联系并告知；

4. 告知时应提供《阳性结果告知书》，同时出示 HIV 抗体确诊报告单。告知完成后告知人和告知对象应在《告知书》上签字，《告知书》一式两份，告知对象和告知单位各持一份。如果未完成告知，应在《告知书》上注明未告知的原因。告知对象为配偶或监护人时，应在《告知书》上注明其与感染者的关系。

（七）阳性告知的有关要求

1. 对新发 HIV/AIDS 的阳性告知率达 95% 以上；
2. 留存工作资料，并按上级部门相关要求上报工作报表。

二、HIV/AIDS 的随访管理

（一）随访管理的意义

医务人员需要对辖区 HIV/AIDS 提供定期的随访服务，其意义在于了解辖区 HIV/AIDS 的瞬时信息，提供及时的医务服务，从而更好的控制传染源。

（二）随访管理的执行单位

HIV/AIDS 的首次随访由报告地医疗机构负责完成，从第二次随访始，由 HIV/AIDS 现住址所在地医疗机构负责完成。当其现住址发生变动，随访管理的执行单位也作出相应变动。

（三）随访管理的时限

首次随访执行单位应在网络直报日后 10 个工作日内完成首次随访，并在完成首次随访 5 个工作日内完成网络直报；以后艾滋病病毒感染者每 6 个月随访一次，艾滋病病人每 3 个月随访一次。

（四）随访管理的内容

每次随访需要填写纸质"个案随访表"（见附录三），留档并将信息上传至网络直报系统；提供医学咨询，发放安全套和宣传材料；提供生活救助和社会支持信息；提供转介服务，包括将吸毒者推荐到社区美沙酮维持治疗门诊，将孕妇推荐到妇幼保健机构，将需要治疗的 HIV/AIDS（即 CD4 < 350 个/μl 或出现相关可疑症状者）推荐到抗病毒治疗点等；安排 CD4 检测，治疗者按治疗病人检测频次进行检测，未治疗者 CD4 ≥ 350 个/μl 每年 1 次检测，CD4 < 350 个/μl 每半年 1 次检测，即每次随访时进行检测；对于服药的 HIV/AIDS 安排每年 1 次的病毒载量检测。

（五）随访管理工作的有关要求

新发 HIV/AIDS 的首次随访完成率达阳性告知率达 95% 以上；最近

6 个月 HIV 随访完成率达 80% 以上，最近 3 个月 AIDS 随访完成率达 85% 以上；留存工作资料，及时上传随访信息至网络直报系统，并按上级部门相关要求上报工作报表。

三、自愿咨询检测（VCT）

（一）定义

指人们通过咨询，在充分知情和完全保密的情况下，自愿选择是否接受 HIV 抗体检测、改变危险行为及获得相关服务的过程。

（二）目的

使求询者得到情感和心理上的支持，促使其危险行为发生改变，从而预防 HIV 新感染者的发生，控制艾滋病的流行；发现更多的 HIV 感染者和艾滋病病人；通过转介服务，使 HIV 检测阳性者及早得到医疗关怀与帮助；预防母婴传播。

（三）原则

知情同意；保密；尊重；不伤害/受益；公正。

（四）流程

见图 4-1。

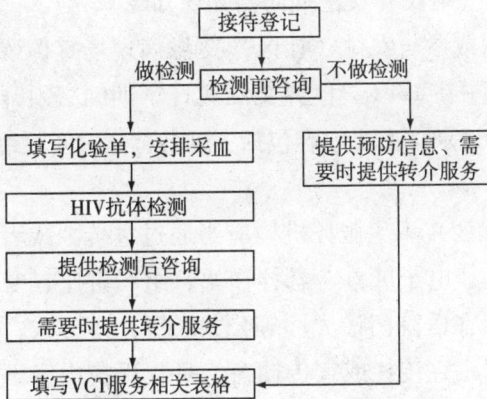

图 4-1 自愿咨询检测流程图

（五）内容

1. HIV 抗体检测前咨询

①介绍咨询过程并作保密承诺；②了解求询原因及其对艾滋病知晓

情况；③评估感染风险及其对结果承受能力；④讨论降低感染危险方案，促使行为改变；⑤说明检测过程及结果意义，自愿检测；⑥征得同意后，安排检测。

2. HIV 抗体检测

为保证求询者在接受 HIV 检测后尽快得到检测后咨询，提倡使用 HIV 快速检测方法。

3. HIV 抗体检测后咨询

①对于阴性者，告知检测结果，明确本次阴性意义，帮助其改变个人危险行为，鼓励其促使其性伴侣接受 VCT；②对于阳性者，告知检测结果，明确其意义，确定其可获得的支持及服务，鼓励其促使性伴侣接受 VCT，帮助其改变个人危险行为；③提供各类转介服务。

（六）其他要求

咨询过程中必须完成《检测咨询个案登记表》（见附录四）、留存工作资料，并按上级部门相关要求上报相关资料和报表。

四、社区宣传教育

1. 社区卫生服务中心每年至少开展 1 次艾滋病宣传资料入户宣传活动，提高居民（村民）艾滋病防治知识知晓率。

2. 积极组织或参与农村（社区）艾滋病现场宣传咨询活动，每年不少于 2 次。其中在 12.1 "世界艾滋病日"期间必须开展相关宣传教育，并做好活动记录，主要内容包括主题名称、时间、地点、对象、方式、效果、照片等。

3. 农村（社区）卫生服务机构应当通过宣传栏或者宣传橱窗、黑板报、画报展览、电子屏幕、悬挂横幅、组织讲座、专家咨询、发放宣传资料（包括在医院门诊大厅等公共场所）等方式，开展形式多样的宣传教育。固定宣传栏或宣传橱窗，每年更换内容不少于 2 次，宣传板报每年至少出 2 期，组织社区干部、社区居民（村民）知识讲座或者培训，每年至少 1 次，确保辖区居民艾滋病知识知晓率达 85%以上。

4. 在外科、全科、孕妇保健门诊等相关科室免费发放艾滋病宣传资料。

五、暗娼人群（CSW）艾滋病高危行为干预

（一）行为干预的概念

艾滋病行为干预是针对个体与群体的、与 HIV 感染有关的危险行为及其影响因素，采取一系列促使干预对象改变、减少和避免危险行为，保持低危或安全行为的措施和行动。

（二）CSW 行为干预的重点

着重干预她们的多性伴、吸毒、安全套使用率低、不能及时诊疗性病等因素，使之向着解决或克服问题的方向转变。

（三）CSW 行为干预的目的

①提高 CSW 艾滋病性病预防知识水平与自我保护能力；②促进 CSW 降低危险行为，采取或保持低危或安全行为；③降低或预防 CSW 感染艾滋病性病的危险；④预防和控制艾滋病性病在 CSW 人群中及社会上的传播与流行。

（四）CSW 行为干预的原则

①社区参与的原则；②干预对象参与原则；③社会科学指导原则；④可持续性原则；⑤社会级别平等原则；⑥符合伦理原则（尊重、保密、自愿、无伤害、有益、公正）。

（五）CSW 行为干预的内容

1. 开展健康宣传和教育

教育内容包括：艾滋病性病的传播途径、临床症状、对个人、家庭和社会的危害、预防措施、安全套的使用、妇女卫生保健知识、计划生育知识、如何求医、国家政策法规等。

2. 促进安全套的使用

主要内容包括：①提高 CSW 预防性病艾滋病的知识水平和保健意识；②培训安全套使用方法；③劝说客人使用安全套的技能训练；④开展安全套社会市场的营销，保证 CSW 能够获得物美价廉的安全套。

3. 提供性病与生殖健康服务

在干预过程中，向 CSW 提供规范、方便、可及的性病与生殖健康服务，有助于切断 CSW 向他人传播疾病，有助于获得她们的配合。

4. 提供自愿咨询检测服务

在 CSW 中开展 VCT 服务，有利于及时发现传染源、采取保护自己、他人的措施并促进改变危险行为，对预防控制艾滋病在社会上的传播非常重要。

（六）CSW 行为干预的方法

1. 业主干预

首先要与高危场所的业主取得联系并建立信任关系，再通过业主对自己管理场所内的 CSW 开展行为干预，可以根据干预的效果给予业主适当的回报。本方法干预效果好，成本低，其关键点是必须取得业主的配合。

2. 同伴教育

首先在 CSW 特色到核心同伴，经培训后在所能接触到的 CSW 中开展行为干预工作。核心人物可以结合自身的经历和感受对同伴们开展干预，干预接受性好。

3. 面对面干预

专业人员（医务人员或其他干预队员）通过组织讲座或进入场所的形式，面对面的对 CSW 开展宣传教育和行为干预。专业人员开展干预可以提供更为丰富的知识和信息，且有助于与目标人群建立良好的相互信任关系。

（七）工作相关要求

1. 掌握辖区 CSW 的场所分布和人群规模，并能及时了解场所和人群分布的变化情况。

2. 辖区 CSW 高危场所干预覆盖率达 100%，CSW 月均干预覆盖率达 70% 以上。

3. 留存完善的现场干预记录，并按照上级部门的要求上报工作报表。

六、男男性接触者（MSM）艾滋病高危行为干预

（一）MSM 定义

MSM 指与男性发生性行为的男性，MSM 人群的性行为较异性间性行为更容易导致艾滋病病毒的传播。

（二）MSM 行为干预的目的

让目标人群认识到艾滋病的危害，使其逐渐减少高危性行为，最终实践并坚持安全性行为。

（三）MSM 行为干预的原则

①以干预对象为中心的原则；②社区参与的原则；③干预对象参与原则；④社会科学指导原则；⑤可持续性原则；⑥社会级别平等原则。

（四）MSM 行为干预的基本内容

①开展宣传与健康教育；②促进使用安全套、水质润滑剂；③提供性病与性健康服务；④提供自愿咨询检测服务。

（五）行为干预的途径

①通过志愿者对 MSM 开展行为干预；②通过圈内活跃人士开展行为干预；③通过 MSM 活动场所经营者开展行为干预；④通过志愿者组织或专业机构开展行为干预。

（六）工作相关要求

①掌握辖区 MSM 活动场所分布和人群规模；②辖区 MSM 活动场所干预覆盖率达 100%，MSM 月均干预覆盖率达 50% 以上；③留存完善的现场干预记录，并按照上级部门的要求上报工作报表。

（张丹丹）

第五章 结核病防制

结核病是由结核分枝杆菌感染引起的一种慢性传染病，可累及全身各个脏器。肺结核是呼吸道传染病，主要通过吸入肺结核患者咳嗽、打喷嚏时喷出的飞沫传播。个体一旦感染结核菌后，将终身携带病菌，约有10%～15%的感染者会在一定条件下发展为活动性结核病，成为新患者并继续传染给其他人。相关研究显示，每个肺结核患者可以传染10～15人。1993年世界卫生组织（WHO）宣布"全球结核病处于紧急状态"，将结核病列为重点控制的传染病之一。1998年，WHO再次指出"遏制结核病行动刻不容缓"。结核病是目前由单一致病菌导致死亡最多的疾病，是全球关注的重大公共卫生问题之一。我国已将肺结核列入乙类法定报告传染病。

第一节 概　述

一、结核病的流行现状

（一）全球结核病概况

目前全球已有约20亿人感染结核菌，活动性结核患者达到1500万，每年新发结核病患者达800～1000万，有180万人因结核病死亡。据世界卫生组织最新完成的《耐多药结核病和广泛耐药结核病：2010年全球监测与反应报告》估计，2008年全球范围内有44万人患有耐多药结核病，其中有1/3已死亡。在数字如此庞大的疫情中，亚洲首当其冲。估计全世界将近50%的耐多药结核病例发生在中国和印度。

（二）我国结核病概况

我国结核病发病数量位居全球第二位，是全球22个结核病高负担国家之一。2010年全国第五次全国结核病流行病学抽样调查显示，与2000年相比，全国肺结核患病率继续呈现下降趋势，15岁及以上人群肺结核的患病率由2000年的466/10万降至2010年的459/10万，其中传染性肺结核患病率下降尤为明显，由 2000 年的 169/10 万下降到 66/10 万，十年降幅约为 61%，年递降率约为 9%。本次调查还反映出目前我国结核病防治工作中存在的一些问题：一是肺结核疫情地区间差异显著。西部地区传染性肺结核患病率约为中部地区的 1.7 倍和东部地区的 2.4 倍；农村地区患病率约为城镇地区的 1.6 倍。二是肺结核患者耐多药率为 6.8%，与其他国家相比仍十分严重。三是肺结核患者中有症状者就诊比例仅为 47%，患者重视程度不够。四是已经发现的患者规则服药率仅为 59%，服药依从性有待提高。五是公众结核病防治知识知晓率仅为 57%，需要全社会共同参与结核病防治健康教育工作。

在我国传染病疫情网络报告中，肺结核报告发病和报告死亡数位居甲乙类传染病前列。3/4 的肺结核患者为最具有劳动能力的青壮年。结核病仍是制约农村地区特别是贫困地区经济和社会发展的重大疾病之一。同时，我国结核病防治工作还面临着流动人口结核病、耐多药肺结核（MDR - TB）和结核菌/艾滋病病毒（TB/HIV）双重感染等新的挑战。

二、结核病控制策略

随着结核病防治工作的深入，结核病防治政策与技术策略有了很大的发展。卫生部结合我国结核病防治特点，在现代结核病控制策略的基础上，提出现阶段适合我国结核病防治形势的结核病控制策略。

（一）加强政府承诺

1. 加强政府领导。
2. 保障经费。
3. 健全结核病防治服务体系。

（二）提高防制结核病工作质量

1. 加强实验室能力建设。
2. 积极发现肺结核患者。
3. 做好肺结核患者的治疗与管理工作。
4. 全面开展医疗机构与结核病防治机构合作。
5. 健全抗结核病药物供应和管理系统。

（三）应对新领域的挑战

坚持预防为主，开展耐多药结核病防治工作；开展结核病和艾滋病防治联合行动；将流动人口纳入当地结核病防治规划，重点关注高危和脆弱人群，以及监狱、矿场等特殊场所的结核病防治工作。

（四）完善社会动员和健康促进工作

制定并在全国范围内实施倡导、交流和社会动员策略。与多部门合作，开展结核病健康促进工作。充分利用《结核病防治健康教育材料资源库》，有计划、有针对性地开展多种形式的健康促进活动，并进行效果评价。

（五）强化监控与评价

充分利用结核病管理信息系统，做好结核病常规资料的收集与整理，并做到及时报告；积极开展督导工作，规范督导方法，提高督导质量；采用现代流行病学方法开展专题调查，获得科学资料。通过整理分析资料，对结核病防治规划进行监控及评价，以深入了解结核病规划实施情况及其疫情状况。

（六）积极开展研究工作

开展为结核病防治规划服务的研究工作，包括应用性和基础性研究。确定应用性研究优先领域，积极推广应用性研究成果；研发新型诊断方法、药物和疫苗。

（于　梅）

第二节　肺结核病人的社区管理

农村（社区）卫生服务中心应落实专职或兼职人员，负责辖区内结核病疫情报告、管理工作。对本辖区的疑似肺结核病人进行及时的转诊和追踪，执行统一化疗方案，对结核病人进行定期化疗随访管理，落实直接面视下短程化疗（DOT），宣传防结核知识。

一、肺结核病人的发现

（一）肺结核可疑症状者

咳嗽、咳痰≥2周、咯血或血痰是肺结核的主要症状，具有以上任何一项症状者为肺结核可疑症状者。此外，胸闷、胸痛、低热、盗汗、乏力、食欲减退和体重减轻等为肺结核患者的其他常见症状。

（二）发现对象

活动性肺结核患者是发现的对象，其中痰涂片阳性的肺结核患者是主要的发现对象。

（三）发现方式

肺结核患者的发现方式有：因症就诊、转诊、追踪、因症推荐、接触者检查、健康检查等。

二、肺结核疫情报告

依照《中华人民共和国传染病防治法》乙类传染病的报告要求，对肺结核病例限时报告。凡肺结核病例或疑似肺结核病例诊断后，各级疾病预防控制机构、各类医疗卫生机构和采供血机构等责任报告单位或者其执行职务的人员、乡村医生和个体开业医生，应于 24 小时内进行网络报告。

三、肺结核患者转诊与追踪

（一）转诊对象

不需要住院治疗的肺结核患者或疑似肺结核患者，以及出院后仍需治疗的肺结核患者均为转诊对象。

（二）转诊程序及要求

1. 填写转诊单

对需转诊的对象，医疗卫生机构要填写"肺结核患者或疑似肺结核患者转诊/推荐单"一式三份。一份留医疗卫生机构存档；一份由医疗卫生机构送达指定的结核病防制机构；一份由患者携带，到指定的结核病防制机构就诊。

2. 转诊前健康教育

医疗卫生机构转诊医生在转诊患者前要对患者进行必要的健康教育，向患者解释他/她可能患了肺结核，并讲解结核病的相关知识，以及要转诊到结核病防制机构的原因等内容，然后嘱患者及时到结核病防制机构就诊。

3. 防保科或其他指定科室每天收集转诊单，并及时核对填写资料，对患者相关信息，尤其是患者联系信息不详的，要督促转诊医生及时更正，同时填写"医院肺结核患者及疑似肺结核患者转诊登记本"。社区医疗机构内各有关科室要及时详细填写门诊工作日志、放射科结核病患者登记本、实验室登记本、出入院登记本等。

4. 转诊要求

（1）患者转诊单填写不能漏项，特别是患者联系地址和电话必须填写清楚。

（2）患者的住院和出院情况要及时在传染病信息报告系统中进行订正。

（三）追踪

社区卫生服务中心责任医生，每天对医疗卫生机构在疾病监测信息报告管理系统中报告的辖区内肺结核患者或疑似肺结核患者信息进行浏览、核实，并对转诊未到位的患者进行追踪。

1. 追踪对象

辖区内、外医疗机构报告的现住址为本辖区的患者中具备下列情况之一者为追踪对象。

（1）医疗机构报告或转诊的非住院肺结核患者或疑似肺结核患者，在报告后 24 小时内未到结核病防制机构就诊者。

（2）在医疗卫生机构进行住院治疗的肺结核患者，出院后 2 天内未与当地结核病防制机构取得联系的患者。

2. 追踪方法

追踪方法不限，可以现场追踪，也可以电话追踪。但是若经电话和村卫生室医生追踪的患者 5 天内未到结核病防制机构就诊，社区卫生服务中心医生应主动到患者家中了解情况，劝导患者到结核病防制机构就诊，并将结果反馈县级结核病防制机构。

四、肺结核的化学治疗

（一）化疗原则

肺结核的化疗必须坚持"早期、联合、适量、规律、全程"的原则。遵循该原则可以最大程度地治愈病人，防止复发，防止耐药菌株的产生，保护家人和其他接触者免受感染。

（二）肺结核的化疗方案

1. 初治活动性肺结核化疗方案

新涂阳和新涂阴肺结核患者可选用以下方案治疗。

（1）2H3R3Z3E3/4H3R3

强化期：异烟肼、利福平、吡嗪酰胺、乙胺丁醇隔日1次，共2个月，用药30次。

继续期：异烟肼、利福平隔日1次，共4个月，用药60次。

全疗程共计90次。

（2）2HRZE/4HR

强化期：异烟肼、利福平、吡嗪酰胺、乙胺丁醇每日1次，共2个月，用药60次。

继续期：异烟肼、利福平每日1次，共4个月，用药120次。

全疗程共计180次。

①如新涂阳肺结核患者治疗到2个月末痰菌检查仍为阳性，则应延长1个月的强化期治疗，继续期化疗方案不变，第3个月末增加一次查痰；如第5个月末痰菌阴性则方案为：3H3R3Z3E3/4H3R3 或 3HRZE/4HR。在治疗到第5个月末或疗程结束时痰涂片仍阳性者，为初治失败。

②如新涂阴肺结核患者治疗过程中任何一次痰菌检查阳性，均为初治失败。

③所有初治失败患者均应进行重新登记，分类为"初治失败"，用复治涂阳肺结核化疗方案治疗。

④儿童慎用乙胺丁醇。

⑤对初治失败的患者，如有条件可增加痰培养和药敏试验，根据药敏试验结果制定化疗方案。

2. 复治涂阳肺结核化疗方案

（1）2H3R3Z3E3S3/6H3R3E3

强化期：异烟肼、利福平、吡嗪酰胺、链霉素、乙胺丁醇隔日1次，共2个月，用药30次。

继续期：异烟肼、利福平、乙胺丁醇隔日1次，共6个月，用药90次。

全疗程共计 120 次。

（2）2HRZES/6HRE

强化期：异烟肼、利福平、吡嗪酰胺、乙胺丁醇、链霉素每日 1 次，共 2 个月，用药 60 次。

继续期：异烟肼、利福平、乙胺丁醇每日 1 次，共 6 个月，用药 180 次。

全疗程共计 240 次。

①因故不能用链霉素的患者，延长 1 个月的强化期即 3H3R3Z3E3/6H3R3E3 或 3HRZE/6HRE；

②如复治涂阳肺结核患者治疗到第 2 个月末痰菌仍阳性，使用链霉素方案治疗的患者则应延长一个月的复治强化期方案治疗，继续期治疗方案不变，即 3H3R3Z3E3S3/6H3R3E3 或 3HRZES/6HRE；未使用链霉素方案的患者则应再延长一个月的强化期，继续期治疗方案不变，即 4H3R3Z3E3/6H3R3E3 或 4HRZE/6HRE，均应在第 3 个月末增加一次查痰。第 5 个月末或疗程结束时痰菌阳性为复治失败；

③复治涂阳肺结核患者复治失败，不再为其提供免费治疗；

④在有条件的地区，对复治失败的患者可增加痰培养和药敏试验，根据药敏试验结果制定化疗方案。

（三）结核性胸膜炎推荐化疗方案

1. 2HRZE/10HRE

强化期：异烟肼、利福平、吡嗪酰胺、乙胺丁醇每日 1 次，共 2 个月，用药 60 次。

继续期：异烟肼、利福平、乙胺丁醇每日 1 次，共 10 个月，用药 300 次。

全疗程共计 360 次。

2. 2H3R3Z3E3 /10H3R3E3

强化期：异烟肼、利福平、吡嗪酰胺、乙胺丁醇隔日 1 次，共 2 个月，用药 30 次。

继续期：异烟肼、利福平、乙胺丁醇隔日 1 次，共 10 个月，用药 150 次。

全疗程共计 180 次。

五、常用抗结核药物的品种、不良反应及处理原则

(一) 常用抗结核药物

异烟肼 (H)、利福平 (R)、利福喷丁、吡嗪酰胺 (Z)、乙胺丁醇 (E)、链霉素 (S)。

(二) 抗结核药物用法与用量

表 5 –1　抗结核药物用法与用量

药名	每日疗法 成人 (g) <50kg	每日疗法 成人 (g) ≥50kg	每日疗法 儿童 (mg/kg)	间歇疗法 成人 (g) <50kg	间歇疗法 成人 (g) ≥50kg
异烟肼	0.3	0.3	10 ~ 15	0.6	0.6
链霉素	0.75	0.75	20 ~ 30	0.75	0.75
利福平	0.45	0.6	10 ~ 20	0.6	0.6
利福喷丁	~	~	~	0.6	0.6
乙胺丁醇	0.75	1	~	1	1.25
吡嗪酰胺	1.5	1.5	30 ~ 40	1.5	2

(三) 抗结核药物不良反应

表 5 – 2　抗结核药物不良反应

药名	主要不良反应	罕见不良反应
异烟肼	肝毒性、末梢神经炎	惊厥、糙皮病、关节痛、粒细胞缺乏症、类狼疮反应、皮疹、急性精神病
链霉素	听力障碍、眩晕、过敏反应	皮疹、肾功能障碍
利福平、利福喷丁	肝毒性、胃肠反应、过敏反应	急性肾功能衰竭、休克、血小板减少症、皮疹、"流感综合症"、假膜性结肠炎、伪肾上腺危象、骨质软化症、溶血性贫血
乙胺丁醇	视力障碍、视野缩小	皮疹、关节痛、周围神经病变
吡嗪酰胺	肝毒性、胃肠反应、痛风样关节炎	皮疹、铁粒幼红细胞贫血

(四) 抗结核药物不良反应处理原则

1. 化疗前要了解患者的药物过敏史、肝肾疾病史。对有肝肾功能障碍的患者，要根据肝肾功能情况慎用抗结核药物。

2. 要向患者说明服用抗结核药物可能出现的不良反应，嘱咐患者

一旦出现不良反应要及时报告医生。

3. 口服抗结核药物应晨间空腹顿服，如患者对药物耐受性较差，可由县（区）结核病防制机构医生决定将空腹顿服药改为饭后服用、睡前服用或分服。

4. 轻微不良反应，例如胃肠道反应和关节痛等，可在医生的观察指导下继续用药。

5. 如不良反应较重，应及时报告县（区）结核病防制机构，并嘱患者到结核病防制机构就诊，经临床观察停用导致不良反应的药物。不得自行任意更改化疗方案。

6. 如发生严重不良反应，应立即停药，并嘱患者到医疗卫生机构诊治，同时按照药品不良反应报告规范进行报告。

六、肺结核病人的社区管理

结核病患者的治疗能否取得预定的效果，在很大程度上取决于对病人的管理特别是服药的督导，而这些病人的管理工作主要由社区医生完成。肺结核患者的社区管理方式包括全程督导、强化期督导、全程管理和自服药。

（一）全程督导化疗

指在患者治疗全过程中，患者每次用药均在督导人员直接面视下进行。

（二）强化期督导

指患者在治疗强化期内由督导人员直接面视下的治疗，继续期采用全程管理。

（三）全程管理

在患者治疗全程中，通过对患者加强宣教，定期门诊取药，家庭访视，复核患者服药情况（核查剩余药品量、尿液抽检），误期（未复诊或未取药）追回等综合性管理方法，以保证患者规律用药。具体做法为：

1. 做好对病人初诊的宣教，内容包括解释病情，介绍治疗方案、药物剂量、用法和不良反应以及坚持规则用药的重要性。

2. 定期门诊取药，建立统一的取药记录，强化期每2周或1个月取药1次，继续期每月取药1次。凡误期取药者，应及时采取措施，如通过电话、家庭访视等方式及时追回病人，并加强教育，说服病人坚持按时治疗。对误期者城镇要求在 3 天内追回，农村在 5 天内追回。

3. 培训病人和家庭成员，要求达到能识别抗结核药物，了解常用剂量和用药方法，以及可能发生的不良反应，并督促病人规则用药。

4. 全程管理也应使用"治疗记录卡"，由病人及家庭成员填记。

5. 家庭访视。建立统一的访视记录，农村/社区医生接到新的治疗病人报告后应尽早家访，市区 1 周内，郊区 10 天内进行初访，化疗开始后至少每月家访 1 次。内容包括健康教育、核实服药情况、核查剩余药品量、抽查尿液、督促按期门诊取药和复查。

6. 做好痰结核菌的定期检查工作，治疗期间按规定时间送痰标本进行复查。

（四）督导治疗管理人员的职责

1. 向患者及家庭成员详细说明肺结核治疗期间的各项要求，使患者能够主动配合治疗。

2. 应根据肺结核患者实际情况确定服药地点和时间，面视患者服药。

3. 患者如未按时服药，应及时采取补救措施。每日服药者应顺延服药时间，隔日服药者应在 24 小时内补上。

4. 一旦发现患者出现不良反应或中断用药情况，及时报告上级主管医师并采取相应措施。

5. 督促患者带晨痰和夜间痰到结核病防制机构定期复查，协助收集痰标本。

6. 每次督导服药后，按要求填写"肺结核患者治疗记录卡"。如果是全程管理的病人，在患者完成全疗程后，要将"肺结核患者治疗记录卡"收回并存档。

七、随访查痰

痰菌检查结果是判断治疗效果的主要标准。

1. 初治涂阳、涂阴患者在治疗至第 2 个月末、5 个月末和疗程末（6 个月末）；复治涂阳患者在治疗至第 2 个月末、5 个月末和疗程末（8 个月末）分别收集一份晨痰和夜间痰进行涂片检查。

2. 初、复治涂阳患者在疗程强化期结束时，痰菌仍为阳性者，应在治疗第 3 个月末增加痰涂片检查一次。

3. 确诊、登记的涂阴肺结核患者，即使患者因故未接受治疗，也应在登记后满 2 和 6 个月时进行痰菌检查。

八、痰标本采集

医务人员在痰盒上应注明患者姓名、编号（门诊序号或登记号）、检查项目、痰标本序号 1、2、3（1 为即时痰，2 为夜间痰，3 为次日晨痰），然后交给患者。

合格的痰标本应是患者深呼吸后，由肺部深处咳出的分泌物，标本量一般在 3～5ml。初诊病人查 3 次痰，即夜间痰、清晨痰和即时痰。

即时痰：就诊时深呼吸后咳出的痰液。

晨痰：患者晨起立即用清水漱口后，咳出的第 2 口、第 3 口痰液。

夜间痰：送痰前一日，患者晚间咳出的痰液。

九、结核病防治核心信息

（一）面向所有人群的核心信息

1. 肺结核是我国发病、死亡人数最多的重大传染病之一。

2. 肺结核主要通过咳嗽、打喷嚏传播。

3. 勤洗手、多通风、强身健体可以有效预防肺结核。

4. 咳嗽、喷嚏掩口鼻、不随地吐痰可以减少肺结核的传播。

5. 如果咳嗽、咯痰 2 周以上，应及时到医院诊治。

6. 我国在结核病定点医疗卫生机构对肺结核检查治疗的部分项目实行免费政策。（各地在宣传中应明确定点医疗卫生机构名称和具体免费项目）

（二）面向目标人群的核心信息

1. 面向医务人员的核心信息

（1）对咳嗽、咯痰两周以上的患者要警惕肺结核。

（2）发现疑似肺结核病例，依法报告、转诊。

（3）要对疑似肺结核患者及家属进行健康教育。

2. 面向肺结核患者的核心信息

（1）坚持完成全程规范治疗是治愈肺结核、避免形成耐药的关键。

（2）避免肺结核传播是保护家人、关爱社会的义务和责任。

3. 面向密切接触者的核心信息

（1）要督促患者按时服药和定期复查，坚持完成规范治疗。

（2）如出现咳嗽、咯痰要及时就诊。

（3）注意房间通风和个人防护。

4. 面向流动人口的核心信息

（1）肺结核诊治优惠政策不受户籍限制。

（2）患者尽量留在居住地完成全程治疗；如必须离开，要主动告知主管医生。

（3）患者返乡或到新的居住地后，要主动到当地结核病定点医疗卫生机构继续治疗。

5. 面向教师的核心信息

（1）结核病检查是学校常规体检项目之一。

（2）教师有义务对学生开展结核病防治健康教育，并督促咳嗽、咯痰 2 周以上的学生及时就医。

（于　梅）

第六章　常见寄生虫病防制

寄生虫病曾经是严重危害群众身体健康的常见传染病，目前较常见的寄生虫病可分为原虫病、吸虫病和线虫病，原虫病有疟疾、弓形虫病等，吸虫病有血吸虫病、肺吸虫病等，线虫病有蛔虫病、钩虫病、鞭虫病、蛲虫病等。

第一节　常见寄生虫病种类与危害

一、疟疾

（一）概述

疟疾是通过按蚊叮咬而感染疟原虫所引起的虫媒传染病。临床以周期性寒战、发热、头痛、出汗和贫血、脾肿大为特征。大都于夏秋季节流行，在热带及亚热带地区一年四季都可以发病。寄生于人体的疟原虫有四种：间日疟原虫、恶性疟原虫、三日疟原虫和卵形疟原虫，分别引起间日疟、三日疟、恶性疟及卵圆疟，我国以前两种为常见。

（二）流行病学

疟疾分布广泛，主要分布在非洲、东南亚等地区，我国的云南、海南还有恶性疟流行，中部的安徽、河南、湖北等省还有间日疟流行。浙江省属于基本消灭疟疾地区，目前主要以输入性病例为主。

1. 传染源

疟疾病人及带虫者是疟疾的传染源，且只有末梢血中存在成熟的雌雄配子体时才具传染性。

2. 传播途径

疟疾的自然传播媒介是按蚊。我国主要的传疟媒介为中华按蚊、嗜人按蚊、大劣按蚊和微小按蚊，浙江省目前唯一的传疟媒介是中华按蚊。偶尔输入带疟原虫的血液或使用含疟原虫的血液污染的注射器也可传播疟疾。罕见通过胎盘感染胎儿。

3. 易感性

人对疟疾普遍易感。多次发作或重复感染后，再发症状轻微或无症状，表明感染后可产生一定免疫力。

（三）临床表现

1. 潜伏期

从机体感染疟原虫到发生临床症状，称潜伏期。间日疟的潜伏期一般为 12～30 天，恶性疟的潜伏期一般为 9～14 天，平均 12 天。感染原虫量、虫株的不一，人体免疫力的差异，感染方式的不同，均可造成潜伏期长短的差异。

2. 临床表现

初次感染者常有前驱症状，如乏力、倦怠、打呵欠；头痛，四肢酸痛；食欲不振，腹部不适或腹泻；不规则低热等，一般持续 2～3 天。随后进入发冷期，先为四肢末端发凉，迅速背部、全身发冷。持续约 10～60 分钟，此期患者常有重病感。冷感消失以后，面色转红，紫绀消失，体温迅速上升，可达 40℃ 以上。持续 2～6 小时，个别达 10 余小时。高热后期，颜面手心微汗，随后遍及全身，大汗淋漓，衣服湿透，约 2～3 小时体温降低，常至 35.5℃。患者感觉舒适，但十分困倦，常安然入睡，此后进入间歇期。整个发作过程约 6～12 小时，典型者间歇 48 小时又重复上述过程。一般发作 5～10 次，因体内产生免疫力而自然终止。数次发作以后患者常有贫血，肝脾肿大。发作次数越多，脾大、贫血越显著。

（四）实验室检查

血液涂片（薄片或厚片）染色检查疟原虫，并可鉴别疟原虫种类。疟原虫抗体一般在感染后 2～3 周出现，4～8 周达高峰，以后逐渐下降。血清学检查疟原虫抗体一般用于流行病学调查。

二、弓形虫病

（一）概述

弓形虫病是由弓形虫引起的一种人畜共患的寄生虫病。临床表现复杂，多为隐性感染。显性感染时多侵犯脑、眼、淋巴结、心脏等。根据全国弓形虫感染调查显示：一般人群感染率为 5.71%，孕妇感染率为 6.66%。妇女妊娠期间感染弓形虫，若不进行治疗大约有 60% 的可能性会感染胎儿，可引起胎儿严重畸形，故与优生有重大关系。

（二）形态与生活史

弓形虫是单细胞寄生虫，只能在显微镜下看到，形态不确定。弓形虫主要寄生在猫或猫科动物等终宿主中，猫粪中的卵囊或包囊被人或哺乳动物吞食后，直接或经淋巴或血液侵入有核细胞，在其中进行二分裂繁殖。

（三）流行病学

1. 传染源

几乎所有哺乳动物和一些鸟类都可作为传染源，猫的意义较大。除孕妇可经胎盘感染胎儿外，急性期病人可排出病原体，但是病人作为传染源的意义不大，因为病人排泄物和分泌物中的弓形虫以滋养体的形式存在，在外界由于环境不适宜，很快就会死去。

2. 传播途径

可由母体怀孕时经胎盘传给婴儿。也可经口感染，猫粪中的卵囊污染手和食物或食入未经煮熟的肉类感染。此外，猫、狗等痰液和唾液中的弓形虫也可直接经伤口进入人体，偶尔可以通过输血以及器官移植感染。

3. 易感性

人群普遍易感，免疫功能正常者受染后多呈隐性感染，免疫功能低下者（有基础疾病，如肿瘤、糖尿病等）受染后多呈显性感染。

（四）临床表现

1. 先天性弓形虫病

可表现为流产、早产、死产或畸形。先天性患者以脑（病变严重时可出现小头畸形、脑积水、无脑儿、智力障碍或脑膜脑炎等）和眼（常表现为双侧的视网膜脉络膜炎等）的损害为多见，此外，还可以表现为发热、皮疹、肺炎、肝脾肿大、黄疸和消化道症状等。

2. 后天性弓形虫病

以淋巴结肿大为最常见，以颈部淋巴结最多，常伴有长期的低热、肌肉不适。眼部弓形虫病较少见（视网膜脉络膜炎），免疫功能低下者受染后常表现为中枢神经系统受损（脑膜脑炎、癫痫等）。也可以出现肺炎、心肌炎、肝炎等。

（五）预防

1. 控制传染源

消灭病猫（猫粪检查卵囊阳性者应及时处理），妊娠期妇女应进行血清学检查，妊娠初期（妊娠 4～5 个月以前）感染本病者应人工流产，中、后期感染者应予治疗。输血时应对供血者进行血清学检查，弓形虫抗体阳性者不应供血。

2. 切断传播途径

勿与动物，特别是猫、狗等密切接触。搞好环境卫生，特别是水、粪管理，防止猫粪污染水源、食物和饲料。遵守个人卫生和饮食卫生，不吃生的或不熟的肉（火锅涮肉、烤肉）等。

3. 保护易感人群

对于屠宰行业和肉类加工人员应做好个人的防护。

三、血吸虫病

（一）概述

血吸虫病是一种人和动物都能受传染的寄生虫病。血吸虫成虫寄生在人、牛、猪或其他哺乳动物的肠系膜静脉和门静脉的血液中。虫卵从宿主的粪便中排出，在水中孵化成毛蚴。毛蚴钻进钉螺体内，可发育、繁殖成上万条尾蚴。尾蚴离开钉螺后在浅表的水面下活动，遇到人或哺乳动物的皮肤便钻入人体内，进入血液，使人或动物感染血吸虫病。有尾蚴的水称为疫水。

（二）流行病学

血吸虫病在我国主要分布于江苏、安徽、江西、湖北、湖南、四川、云南等 7 个省。根据地形、地貌、钉螺生态及流行特点，我国血吸虫病流行区可分为湖沼、水网和山丘三种类型。疫情以湖沼区为重，钉螺成片分布，有螺面积最广，呈片状分布。

1. 传染源

本病的传染源是病人和保虫宿主，保虫宿主主要有牛、猪、犬、羊、马、狗、猫及鼠类。传染源视流行地方而异，在水网地区是以病人为主，湖沼地区除病人外，感染的牛与猪也是重要传染源，而山丘地区野生动物，如鼠类也是本病的传染源。

2. 传播途径

造成传播必须具备下述三个条件：带虫卵的粪便入水；钉螺的存在、孳生；接触疫水。

（1）粪便入水　病人的粪便可以各种方式污染水源，如河、湖旁设置厕所，河边洗刷马桶等。病畜随地大便亦可污染水源。

（2）钉螺孳生　钉螺是日本血吸虫惟一的中间宿主，水陆两栖。它可随着水草、畜以及人的鞋夹带等方式扩散。

（3）接触疫水　本病感染方式可因生产（捕鱼、种田等）或生活（洗涤、洗手洗脚、戏水等）而接触疫水，遭致感染。

3. 易感人群

人群普遍易感，以男性青壮年农民和渔民感染率最高，夏秋季感染机会最多，儿童初次大量感染也常发生急性血吸虫病。

（三）危害

尾蚴穿过皮肤可引起皮炎，局部出现丘疹和瘙痒。童虫在宿主体内移行时，患者可出现发热、咳嗽、痰中带血、嗜酸性粒细胞增多。成虫一般无明显致病作用，少数可引起轻微的机械性损害。血吸虫病的病变主要由虫卵引起。虫卵主要是沉着在宿主的肝及结肠肠壁等组织，引起的肉芽肿和纤维化是血吸虫病的主要病变。晚期血吸虫病可导致肝硬化。

（四）诊断

在流行区有疫水接触史、有下列临床表现以及粪便检查发现血吸虫卵或孵化检出毛蚴可诊断为血吸虫病。

（1）急性血吸虫病　疫水接触部位皮炎，发热，肝肿大伴肝区压痛，腹泻，嗜酸性粒细胞显著增多。

（2）慢性血吸虫病　无症状或慢性肠道感染症状，肝脾肿大，嗜酸性粒细胞高于正常。

（3）晚期血吸虫病　不能用其他原因解释的肝硬化，生长发育障碍或腹部肉芽肿。

（五）治疗

以吡喹酮为首选药物。急性血吸虫病采用吡喹酮总剂量按 120mg/kg 计算，每日 3 次，4 天服完，体重超过 60kg 者，仍按 60kg 计算，应以住院治疗为宜。慢性血吸虫病一般可采用总剂量 60mg/kg，每日 3

次，2天服完，或40mg/kg顿服。

（六）预防

对本病的预防以灭螺为重点，采取普查普治病人与病畜、管理粪便与水源及个人防护等综合措施。

四、肺吸虫病

肺吸虫主要寄生在人的肺部，引起肺吸虫病。主要是人生食了含有肺吸虫囊蚴的溪蟹、石蟹、淡水虾、蝲蛄或饮用含有囊蚴的生水所致。

1. 主要症状

一般在感染后数天至一个月内发病。患者出现低热、皮疹、食欲不振、乏力等。肺部虫体周围囊肿形成后，病人主要表现为低热、胸痛、咳嗽、咳血痰或铁锈色痰，上述症状易误诊为肺结核病。虫体也常移行至脑部，形成囊肿，常表现为阵发性剧烈头痛、癫痫、瘫痪、视力障碍等。虫体移行至皮肤表现为游走性皮下结节或包块，常见于腹壁、胸壁、腰背等处。

2. 诊断

痰检或粪便中查出虫卵可确诊，皮下包块可以活检查找虫体。X线拍片或CT检查可以协助诊断。是否在流行区有生食溪蟹、蝲蛄史以及外周血嗜酸性粒细胞是否升高有重要的参考意义。血清学检查，如果肺吸虫抗体阳性，结合临床表现和流行病学史可进行相应诊断。

3. 预防

不食生、腌、醉、烤溪蟹、石蟹、淡水虾、蝲蛄，不饮用生水。出现症状应及时采用吡喹酮进行治疗，一般采用总剂量150mg/kg体重，两日疗法，分6次口服。

五、土源性线虫病

蛔虫病、钩虫病和鞭虫病统称为土源性线虫病，是由相关虫种的幼虫在人体内移行和成虫寄生于人体小肠所致的疾病。

1. 蛔虫病

蛔虫成虫寄生于人体的肠道内产卵，虫卵随粪便排出体外，在外界环境中发育成具有感染性（感染期）虫卵，人吃了被感染期虫卵污染的食物后，虫卵在肠道内脱壳变成幼虫，幼虫钻入肠壁，进入血管或淋巴管，向肝脏移行，数日后到达肺部，然后沿气管，逆行至咽喉，通过吞咽再到达肠道，即变成成虫，成虫定居在肠道内，每条雌虫每天可产20万个虫卵。如大量感染蛔虫后，可引起肠梗阻、胆道蛔虫症、阑尾炎等疾病。

2. 钩虫病

钩虫成虫寄生于人体小肠内，虫卵随粪便排出体外，在疏松的土壤中发育为具有感染性的蚴虫，当人接触了这些蚴虫后，即经皮肤或口腔感染人体。人得病后最为严重的症状是贫血，主要是钩虫成虫咬附在病人的小肠壁上面吸血，在吸血的同时甚至还能分泌一种抗血液凝固的物质，使被叮咬的伤口不能凝血而长期渗血。同时钩虫还经常更换叮咬部位。另外，因肠壁的出血和炎症，阻碍了营养成分的正常吸收，致使贫血更加严重。近年来，经常有钩虫寄生而引起消化道大出血的报道。

3. 鞭虫病

鞭虫成虫寄生于人体小肠内，虫卵随人体排出体外后，在自然环境中发育成具有感染性的虫卵。当感染性的虫卵随食物或饮水进入人体，在小肠内孵出幼虫，发育为成虫产卵，一条雌虫每天产卵3000~10000个。人得病后，轻度感染者无明显自觉症状但重度感染者可出现腹痛、腹泻、食欲不振、营养不良，甚至贫血及直肠脱垂等症状。部分病人因虫体引起过敏而出现荨麻疹、嗜酸性粒细胞增多、发热、头昏、头痛等症状。

为了预防土源性线虫病，平时要养成良好的卫生习惯，做到不随地大便、饭前便后要洗手、勤剪指甲、不饮生水、不生食蔬菜和不洁的瓜果，要改变赤脚下地劳动的不良习惯。如得病后应及时进行治疗，治疗可应用阿苯达唑（肠虫清）。

六、蛲虫病

蛲虫病呈世界性分布，儿童感染较为普遍，据宁波市疾病预防控制中心以往几年抽样调查显示：蛲虫感染率高达20.62%。

蛲虫病的唯一传染源是感染蛲虫的人。感染方式主要是人群中的间接接触和肛门—手—口的直接感染。蛲虫卵在外界的抵抗力较强，散落在室内地面的虫卵，在温度较高情况下一般可存活3个星期左右。在幼儿园、学校教室及寝室的地面尘土和各种玩具和物具上均可查到具感染性的蛲虫卵。所以在集体生活环境及家庭中极易通过生活接触而相互传播，常在一个家庭内所有家庭成员皆有感染，因此成人感染也不少见。此外，在患者的指甲垢中和皮肤上亦可查到蛲虫卵，并可存活 10 天左右，这是造成自身感染和相互感染的重要途径。

人感染蛲虫后，可引起肛门及会阴部皮肤瘙痒、烦躁不安、失眠、食欲减退、夜惊，长期反复感染，会影响儿童的健康和学习成绩。当蛲虫异位寄生时，则可导致严重后果，较为常见的是由于蛲虫的雌虫侵入阴道后而引起阴道炎、子宫内膜炎、输卵管炎、盆腔炎等。

药物治疗蛲虫病的即时效果是比较满意的，但往往疗效不能巩固。蛲虫病的主要预防措施是培养儿童个人卫生习惯，勤剪指甲，勤洗澡，勤换洗内裤。饭前便后要洗手，不要吮手指，吃水果时要用清水冲洗干净，并削去外皮，把好"病从口入"这一关，防止蛲虫卵吞入胃肠而发生蛲虫病。

如果感染了蛲虫病，除了药物治疗外，最好每晚都要更换新洗过的睡衣和被褥，每天早晨都要洗澡，减少虫卵的污染。白天要把卧室窗户打开，阳光有助于杀灭虫卵。

（张劼楠）

第二节　常用检测方法

一、疟疾血涂片的制作

1. 实验器材
玻片、采血针、吉氏染液、甲醇。

2. 操作步骤
（1）采血　以 75% 乙醇棉球消毒耳垂待乙醇干后，左手拇指和食指紧捏耳垂，右手持一次性采血针迅速刺入，适可而止第一滴血不必擦掉，即可应用。厚血膜血量约为 5mm³（即一小滴），涂成边缘光滑之圆形，直径约 0.8 ~ 1.0cm。

薄血膜血量只需 0.5 ~ 1.0mm³ 左右，过多则血膜过厚过大。薄膜宜涂成舌状长约 2.5cm，宽约 2cm。假定将玻片划成三格等分，则厚血膜应位于中格靠右侧线处，薄血膜则从玻片中央起至左格中部止，右端空格供记录姓名，编号或贴标签之用。

采血的时间：间日疟原虫一般是在患者发作数小时至十余小时，即滋养体已发育至具有易于鉴别的晚期滋养体期。恶性疟原虫较理想的取血时间，是在发作后的 20 小时左右，因为这个时候，环状滋养体虽已滋长发育至最高峰，但尚未回至内脏的毛细血管中去进行裂体生殖。

（2）血片的制作　无论在拭擦玻片，制作血片或染色血片时，手指仅可夹持玻片两侧缘，不能触及玻片之上下面以免手上油脂污及玻片面，使薄血膜涂布不匀，厚血膜易于脱落。取洁净的载玻片和推片各一张，载玻片放桌上，推片以右手拇指和食指持其二侧，以左端下角从受检者之耳垂沾取血滴，在载玻片之适当位置，自内向外回转扩大，涂成厚血膜，使厚薄均匀。涂毕后用干棉球拭掉推片上和耳垂上之残留小量血液。以推片左端中央沾取薄血膜所需之血，与载玻片约成 25～45°角，使血滴向两旁扩展至一定宽度时，立即向左边轻轻迅速推出即成薄血膜。推时速度之快慢和角度均影响血膜的厚薄程度，最理想的薄血膜是一层血细胞，血细胞的分布排列比较均匀，无裂缝，无空隙。

血片的编号：血片编号可根据实际操作进行。号码必须不易脱落，建议用铅笔在薄血膜上编号。

血片的固定和脱膜：薄血膜用甲醇固定，现场检查的血片厚血膜可以不脱血膜，直接染色。保存时间较长的标本片厚血膜要脱血膜后保存。

血片制作的注意事项：制成的血片切勿用火烤、日晒或放在新购置之标本盒内，以免血红蛋白凝固无法脱除。血片放置待干时不可倾斜，否则厚血膜中血细胞沉在一边，可使厚薄不均。此外，还要防止苍蝇吮吸血膜和灰尘污染血片。

（3）血片的染色　制成的血膜须完全干燥后，将吉氏染液配成 3%的稀释液，染色血片 25～30 分钟。

吉氏染液的成分：吉氏染粉 10g、中性甘油 500ml、纯甲醇 500ml。

吉氏液稀释液：水 97ml + 吉氏液 3ml，pH 调至 7.0～7.2。

二、改良加藤法

适用于对人体粪便中蛔虫卵、鞭虫卵、钩虫卵检查。

1. 样品收集和准备

病人不需要禁食，用粪便作实验，标本要新鲜。

2. 检测仪器设备和材料

生物显微镜、透明液：蒸馏水 100ml（内含 6% 酚）；纯甘油 100ml；3% 孔雀绿（或亚甲苯蓝）1ml 、亲水性透明玻璃纸，厚 40μm，大小为 25mm×30mm，每张亲水性透明纸需在透明液中浸泡 24 小时以上、尼龙绢网（100 目）或金属丝网（60×80 目）、塑料定量板：规格 3cm×4cm×1.37cm，中央圆孔直径为 6mm、塑料刮片、吸水纸。

3. 检测步骤

粪便样本放在吸水纸上，尼龙绢（5cm×5cm）放在粪便上，用刮片刮取粪便，将定量板放在载玻片中部，并将通过尼龙绢刮出的粪样填入定量板的中央孔中，填平中央孔为止，小心取下定量板，则粪便就留在载玻片上，取一张经透明液浸泡好的亲水玻璃纸，抖掉多余的浸泡液后，盖在粪便上，用橡皮塞或用一块盖玻片轻压，使粪便均匀展开至玻璃纸边缘，25℃经 0.5h 后即可镜检。显微镜镜检是否有虫卵，并记录在册。

4. 操作注意事项

（1）在室温 25℃和 75% 湿度下，涂片放置 1h，由于过分干燥，虫卵可能会发生变形。

（2）改良加藤法对肠道中的线虫卵均能检出 ，但若放置过久，透明过度，一些薄壳虫卵如钩虫卵易被漏检，故需要注意掌握好透明时间。

三、蛲虫透明胶纸拭擦法

1. 实验原理

蛲虫的受孕雌虫夜间移行到肛门周围皮肤上产卵，所以粪便中蛲虫卵很少，而在肛门周围皱褶的皮肤处容易采集到虫卵。

2. 检测仪器和材料

载玻片、透明黏性胶带（宽 1.3cm）、生物显微镜。

3. 采样步骤

（1）将透明黏性胶带剪成与载玻片一般长或稍短一些，粘于载玻片上，并在玻片的一端贴以小块胶布或纸，以供编号用。

（2）轻轻撕开玻璃胶带，使其脱离玻片，只留一小部分仍粘在玻片上，用左手分开受试者臀部，使其肛门及其附近皮肤皱褶尽量暴露，并用这个制作好的玻璃胶带拭子压迫肛门周围的皱褶皮肤，以粘着虫卵。

（3）将玻璃胶带粘面再折回贴在玻片上，使其牢固地平贴于载玻片上。

（4）将此载玻片置于显微镜下，镜检。

4. 检测记录

用显微镜检测是否有蛲虫卵，并记录在册。

5. 操作注意事项

由于雌虫是在夜间移行到肛门外排卵，所以检查的最佳时间是在清晨便前进行。

四、溪蟹中肺吸虫囊蚴的检测

1. 实验原理

并殖吸虫囊蚴寄生于溪蟹肌肉或腮部，充分捣碎蟹体使囊蚴脱出，利用囊蚴密度比水重的特性，经过滤、沉淀，取沉渣可检得囊蚴。

2. 实验器材

物理天平、玻璃棒、研钵、1000ml 锥形量筒、培养皿、60 目/吋的铁丝网筛、玻璃滴管、解剖镜、显微镜。

3. 方法与步骤

将溪蟹逐个鉴定雌雄、蟹种，登记称重后，置研钵中充分捣碎调匀，加水稀释，用 60 目/吋网筛过滤，除去粗渣，将滤液置于 1000ml 锥形量筒中，待其自然沉淀 15～20 分钟，倾去上清液，再加水、沉淀、弃上清液，直至滤液澄清为止，取量筒内残渣倒入培养皿中，在解剖镜下检查并计数并殖吸虫囊蚴。发现囊蚴用玻璃滴管将其吸出，在显微镜下观察囊蚴形态，测量囊蚴大小。

4. 检测指标

包括溪蟹的性别、种类、重量、囊蚴感染率、感染度等。

（张劼楠）

第七章　慢性非传染性疾病社区管理

第一节　概　述

一、定义

慢性非传染性疾病（以下简称"慢性病"）是一组发病隐匿，潜伏期长，一旦发病，不能自愈或很难治愈的疾病，以心脑血管疾病、糖尿病、恶性肿瘤、慢性阻塞性肺部疾病等为代表的慢性病已严重危害人群的健康。从广义上讲，慢性病是指由于不良的生活习惯、长期紧张疲劳、环境污染物暴露、忽视自我保健和心理不平衡逐渐积累而发生的疾病。慢性病一般属常见病，多发病，具有多种共同致病因素，一种危险因素引起多种疾病，相互关联，一体多病，个人生活方式对发病有重要影响的特点。

二、特点

1. 慢性病是一种常见病、多发病

像高血压、糖尿病、慢性阻塞性肺部疾病、恶性肿瘤等都是在人群中常见的疾病。

2. 发病隐匿，潜伏期长

慢性病是致病因子长期作用，损伤逐步积累而成的。慢性病的起始症状往往比较轻微而被忽视了具体的发病时间，大部分患者是在急性发作或者症状较为严重时才被检出，给人们的印象是慢性病好发于老年人。事实上慢性病的潜伏期是比较长的，发病年龄不限于老年人，青壮年人群发病也在逐渐增加。

3. 多因素致病，一果多因

大部分慢性病的发生与诸多的因素相关，即多因素致病，其中个人生活方式原因占主要地位。

4. 一体多病，一因多果

一个慢性病患者起初只是一种疾病，但不加以控制，往往会发生多种疾病。这一方面是由于一种致病因素可以与多种疾病相关；另一方面是由于一种疾病往往会造成另一种疾病的发生。

5. 增长幅度加快，发病年龄呈年轻化趋势

我国慢性病的流行出现增长速度逐渐加快，发病年龄提前的特点。

三、分类

根据国际疾病系统分类法（ICD－10）标准分类，主要的慢性病可归纳为：

（1）精神和行为障碍 老年性痴呆、精神分裂症、神经衰弱、神经症（焦虑、强迫、抑郁）等。

（2）呼吸系统疾病 慢性支气管炎、肺气肿、慢性阻塞性肺部疾病等。

（3）循环系统疾病 高血压、动脉粥样硬化、冠心病、心肌梗死、心律紊乱、肺心病、脑血管病等。

（4）消化系统疾病 慢性胃炎、消化性溃疡、胰腺炎、胆石症、胆囊炎、酒精性肝硬化、脂肪肝等。

（5）内分泌、营养代谢性疾病 血脂紊乱、痛风、糖尿病、肥胖、营养缺乏、维生素缺乏等。

（6）肌肉骨骼系统和结缔组织疾病 骨关节病、骨质疏松症等。

（7）恶性肿瘤 肺癌、肝癌、胃癌、食管癌、结肠癌、乳腺癌、胰腺癌、子宫癌、前列腺癌、白血病等。

四、防制策略

慢性病的发生、发展有其漫长的过程，慢性病防治应以社区为基础，三级预防相结合，运用健康促进策略，开展综合防治。

1. 一级预防为主，三级预防并重

在强调一级预防的同时，重视二、三级预防，针对不同目标人群采取有针对性的防治措施。一级预防是针对全人群开展危险因素的预防，通过政策倡导、环境建设、技术支持、健康教育和健康促进活动的开展，营造健康生活方式支持环境，促进全民健康生活方式培养，降低人群慢性病危险因素水平，预防慢性病的发生和发展。二级预防针对高危人群，通过多种途径积极发现慢性病高风险人群，通过健康管理和强化生活方式干预，降低个体慢性病危险水平，防止和延缓慢性病的发生，并促进疾病的早发现、早诊断和早治疗。三级预防是针对患者开展规范化治疗和疾病管理，以控制病情、缓解症状、预防或延缓并发症的发生，防止伤残，提高生活质量。

2. 贯彻预防为主的方针，开展综合防治

积极开展以社区为基础的慢性病综合防治，将慢性病综合防治工作作为社区卫生服务的重要内容，明确慢性病在社区卫生服务中的工作内容、形式和考核标准。以社区卫生服务机构为工作主体，动员社区可利用资源，在社区政府的领导下，在卫生行政部门的组织协调下，在综合性（专科）医院和疾病预防控制机构的业务指导和相互配合下开展工作，形成社区卫生服务机构和综合性（专科）医院的双向转诊，为人群提供连续、可靠、综合的卫生服务。针对慢性病共同危险因素，如体力活动不足、膳食不平衡、吸烟、饮酒、心理紧张等开展行为干预，同时预防多种疾病，并促进防和治的结合。

3. 以健康促进为手段

慢性病防治要以健康促进为手段，以主要慢性病的防治为中心，围绕健康促进的行动领域开展工作。《渥太华宣言》明确指出，健康促进涉及 5 个行动领域，包括：①制定促进健康的公共政策：把健康问题提到各级政府，各个部门和组织决策者的议事日程上。②创造支持性环境：以保证社会和自然环境有利于健康的发展。③加强社区行动：充分发动社区力量，积极有效地参与卫生保健计划的制定和执行，挖掘社区资源，帮助社区人群认识自己的健康问题，并提出解决问题的办法。④发展个人技能：促使人们能够更好地控制自己的健康和环境，不断地从生活中学习健康知识，有准备地应付人生各阶段可能出现的健康问题，并很好地应付慢性病。⑤调整卫生服务方向：健康促进中卫生服务的责任由个人、社会团体、卫生专业人员、卫生部门、工商机构和政府共同分担。

（崔　军）

第二节　主要慢性病发病监测和报告

一、对象及责任报告人

1. 对象

辖区内具有本地户籍的居民为监测对象。

2. 责任报告单位和责任人

区内各级各类医疗机构为责任报告单位，包括综合性医院、专科医院、民营和私人医院、社区卫生服务中心、乡镇卫生院等。首诊医师为责任报告人。

二、监测病种

1. 糖尿病

确诊为新发糖尿病的病例。

2. 冠心病急性事件

冠心病急性发作病例：①急性心肌梗死（致死性和非致死性）；②心性猝死；③其他类型的冠心病死亡。

3. 脑卒中

脑卒中发作病例（致死性和非致死性），不包括一过性脑缺血发作（TIA）及慢性脑动脉硬化。脑卒中分型：蛛网膜下腔出血、脑出血、脑血栓形成、脑栓塞及未分类脑卒中。

4. 肿瘤

确诊为新发恶性肿瘤和中枢神经系统良性肿瘤的病例。

三、病例收集途径

1. 医院报告

本医院确诊的冠心病急性发作、脑卒中发作、糖尿病或恶性肿瘤病例；经外医院确诊后来本医院就诊，且在本医院尚未报告的上述四种慢性病病例，均需报告。

2. 死亡补发病

核对死因数据库与慢性病数据库，若在死因库中发现患有上述四种慢性病的病例未进行发病报告的需调查核实后补报相应的发病报告卡。

3. 基层监测组织报告

基层监测组织发现上述四种慢性病病例（如个体医生、村卫生室在诊疗中、责任医生在建立健康档案或对特殊群体进行访视、信息联络员下乡等过程中发现病例）时，应向社区卫生服务中心（或乡镇卫生院）报告，由社区卫生服务中心（或乡镇卫生院）相关人员核实后补填发病报告卡。

4. 漏报调查

包括医院漏报调查和居民漏报调查，发现漏报病例应及时补填发病报告卡。

5. 其他专题调查

通过当地医疗卫生部门的普查、筛查、健康检查等发现的可疑病例，应劝其及时去医疗机构诊治，并定期跟踪诊治结果，一旦确诊为需报告的病例，应及时报告。

四、报告程序及要求

1. 医院报告

各级医疗机构的医生在诊疗过程中发现需报告的四种主要慢性病病例，应填写《糖尿病病例报告卡》、《冠心病急性事件、脑卒中发病报告卡》和《恶性肿瘤病例报告卡》，并在病历首页记录"糖尿病（冠心病急性事件、脑卒中、肿瘤）已报告"字样，并将报告卡在24小时内向本单位预防保健部门报出。

预防保健部门收到报告卡，审核合格后，查询"慢性病监测信息管理系统"，如为已报病例，在报告卡上标注"重复"字样，如为未报病例，在1周内录入"慢性病监测信息管理系统"，并于每月10日前将已完成查询（审核、录入）的纸质卡片报送所在县（市、区）疾病预防控制中心，同时做好报告卡交接登记工作。

2. 基层监测组织报告

基层监测组织发现上述四种慢性病病例时，需填写发病登记册，报送当地社区卫生服务中心（或乡镇卫生院）。

社区卫生服务中心（或乡镇卫生院）收到登记册后，应查询"慢性病监测信息管理系统"，如为已报病例，在登记册上标注"已报"字样，如为未报病例，于1月内入户调查填写报告卡，录入"慢性病监测信息管理系统"，并于每月10日前将纸质报告卡报送所在县（市、区）疾病预防控制中心，同时做好报告卡交接登记工作。

3. 死亡补发

社区卫生服务中心（或乡镇卫生院）每月对"慢性病监测信息管理系统"的死亡数据库中患有上述四类慢性病的病例与慢性病发病数据库进行核对。

（1）无发病报告的，于 1 个月内完成疾病诊断信息的调查，根据调查结果及《死亡医学证明书》补填慢性病发病卡、网络补报，并在发病卡上标注"死亡补发"字样后将报告卡定期报送所在县（市、区）疾病预防控制中心。

（2）有发病报告，无死亡日期与死亡原因的，应根据慢性病发病报告卡及《死亡医学证明书》确定死亡原因，将死亡日期与死亡原因填写在"随访记录"中，同时录入"慢性病监测信息管理"系统。

4. 漏报调查补报

医院预防保健人员定期开展医院漏报调查，如发现漏报病例，应在 7 天内补填发病报告卡及网络补报；居民漏报病例由当地乡镇卫生院（社区卫生服务中心）在开展漏报调查 7 天内补填发病报告卡及网络补报，并于 1 个月内将报告卡报送所在县（市、区）疾病预防控制中心。

5. 生存随访

社区卫生服务中心（或乡镇卫生院）工作人员每年对上述四种慢性病病人进行一次生存情况随访（已死亡的不再随访），填写随访报告卡，并录入"慢性病监测信息管理系统"。

（崔　军）

第三节　主要慢性病防制和管理

一、高血压防制和管理

（一）高血压定义与临床评估

1. 高血压的定义

高血压定义为：在未使用降压药物的情况下，非同日 3 次测量血压，收缩压≥140mmHg 和/或舒张压≥90mmHg。收缩压≥140mmHg 和舒张压＜90mmHg 为单纯性收缩期高血压。患者既往有高血压史，目前正在使用降压药物，血压虽然低于 140/90mmHg，也诊断为高血压。根据血压升高水平，又进一步将高血压分为 1 级、2 级和 3 级。

2. 高血压的临床分级

18 岁以上成人的血压按不同水平分级见表 7－1。

表7-1 血压水平分类和定义

分类	收缩压（mmHg）	舒张压（mmHg）
正常血压	<120	<80
正常高值	120～139	80～89
高血压	≥140	≥90
1级高血压（轻度）	140～159	90～99
2级高血压（中度）	160～179	100～109
3级高血压（重度）	≥180	≥110
单纯收缩期高血压	≥140	<90

注：若患者的收缩压与舒张压分属不同级别时，则以较高的分级为准。

3. 按患者的心血管危险绝对水平分层

对患者通过全面询问病史、体格检查及各项辅助检查，找出影响预后因素，根据患者血压水平、现存的危险因素进行危险分层。

（1）影响高血压患者心血管预后的重要因素（表7-2）

表7-2 影响高血压患者心血管预后的重要因素

心血管危险因素	靶器官损害（TOD）	伴临床疾病
• 高血压（1~3级） • 男性>55岁；女性>65岁 • 吸烟 • 糖耐量受损（2小时血糖7.8～11.0mmol/L）和/或空腹血糖异常（6.1～6.9mmol/L） • 血脂异常 TC≥5.7mmol/L（220mg/dl）或LDL-C>3.3mmol/L（130mg/dl）或HDL-C<1.0mmol/L（40mg/dl） • 早发心血管病家族史（一级亲属发病年龄<50岁） • 腹型肥胖（腰围：男性≥90cm，女性≥85cm）或肥胖（BMI≥28kg/m²） • 高同型半胱氨酸>10μmol/L	• 左心室肥厚 心电图：Sokolow-Lyons>38mV或Cornell>2440mm·ms 超声心动图LVMI：男≥125，女≥120g/m² • 颈动脉超声IMT>0.9mm或动脉粥样斑块 • 颈-股动脉脉搏波速度>12m/s （*选择使用） • 踝/臂血压指数<0.9 （*选择使用） • 估算的肾小球滤过率降低（eGFR<60ml/min/1.73m²）或血清肌酐轻度升高： 男性115～133μmol/L（1.3～1.5mg/dl）， 女性107～124μmol/L（1.2～1.4mg/dl） • 微量白蛋白尿：30～300mg/24h 或白蛋白/肌酐比：≥30mg/g（3.5mg/mmol）	• 脑血管病： 脑出血 缺血性脑卒中 短暂性脑缺血发作 • 心脏疾病： 心肌梗死史 心绞痛 冠状动脉血运重建史 充血性心力衰竭 • 肾脏疾病： 糖尿病肾病 肾功能受损 血肌酐： 男性>133μmol/L（1.5mg/dl） 女性>124μmol/L（1.4mg/dl） 蛋白尿（>300mg/24h） • 外周血管疾病 • 视网膜病变： 出血或渗出，视乳头水肿 • 糖尿病 空腹血糖：≥7.0mmol/L（126mg/dl） 餐后血糖：≥11.1mmol/L（200mg/dl） 糖化血红蛋白：（HbA1c）≥6.5%

TC：总胆固醇；LDL-C：低密度脂蛋白胆固醇；HDL-C：高密度脂蛋白胆固醇；LVMI：左心室质量指数；IMT：颈动脉内膜中层厚度；BMI：体质量指数。

（2）按危险分层，量化估计预后

按照危险因素、靶器官损害、有无伴随临床疾病等将患者的心血管事件危险分为低危、中危、高危和很高危四层（表7-3）。

表7-3　高血压患者心血管风险水平分层

其他危险因素和病史	血压（mmHg）		
	1级高血压 SBP140~159 或DBP90~99	2级高血压 SBP160~179 或DBP100~109	3级高血压 SBP≥180 或DBP≥110
无	低危	中危	高危
1~2个其他危险因素	中危	中危	很高危
≥3个其他危险因素，或靶器官损害	高危	高危	很高危
临床并发症或合并糖尿病	很高危	很高危	很高危

（二）高血压的治疗目标、原则和常用口服降压药

1. 治疗目标

高血压患者的主要治疗目标是最大程度地降低心血管并发症发生与死亡的总体危险，需要治疗所有可逆性心血管危险因素、亚临床靶器官损害以及各种并存的临床疾病。

降压目标：在患者能耐受的情况下，逐步降压达标。一般高血压患者，应将血压（收缩压/舒张压）降至140/90mmHg以下；65岁及以上的老年人的收缩压应控制在150mmHg以下，如能耐受还可进一步降低；伴有肾脏疾病、糖尿病或病情稳定的冠心病的高血压患者治疗更宜个体化，一般可以将血压降至130/80mmHg以下，脑卒中后的高血压患者一般血压目标为<140/90mmHg。处于急性期的冠心病或脑卒中患者，应按照相关指南进行血压管理。舒张压低于60mmHg的冠心病患者，应在密切监测血压的情况下逐渐实现血压达标。

2. 治疗策略

高危和很高危的患者应在生活方式干预的同时立即开始药物治疗。

中危的患者可在生活方式干预的同时监测血压及其他危险因素1个月，如收缩压<140mmHg和舒张压<90mmHg，继续监测；如收缩压≥140mmHg或舒张压≥90mmHg，则开始药物治疗。

低危的患者可在生活方式干预的同时监测血压及其他危险因素3个月，如收缩压<140mmHg和舒张压<90mmHg，继续监测；如收缩压≥

140mmHg 或舒张压≥90mmHg，则考虑药物治疗。

3. 非药物治疗（生活方式干预）

生活方式干预降低血压和心血管危险的作用肯定，所有患者（包括暂时未药物治疗的患者）都应采用，主要措施包括：

（1）减少钠盐摄入，增加钾盐摄入；

（2）控制体重；

（3）不吸烟；

（4）不过量饮酒；

（5）体育运动；

（6）减轻精神压力，保持心理平衡。

4. 药物治疗原则

（1）小剂量　初始治疗时通常应采用较小的有效治疗剂量，并根据需要，逐步增加剂量。

（2）尽量应用长效制剂　尽可能使用每天 1 次给药而有持续 24 小时降压作用的长效药物。如使用中、短效制剂，则需每天 2 ~ 3 次用药，以达到平稳控制血压。

（3）联合用药　可以增加降压效果又不增加不良反应，在低剂量单药治疗疗效不满意时，可以采用两种或多种降压药物联合治疗。

（4）个体化　根据患者具体情况和耐受性及个人意愿或长期承受能力，选择适合患者的降压药物。

5. 常用降压药物种类（表 7 – 4）

表 7 – 4　常用降压药种类的临床选择

分　类	适 应 证	禁 忌 证	
		绝对禁忌证	相对禁忌证
钙通道阻滞剂（二氢吡啶类）	老年高血压、周围血管病、单纯收缩期高血压、稳定性心绞痛、颈动脉粥样硬化、冠状动脉粥样硬化	无	快速型心律失常、心力衰竭
钙通道阻滞剂（非二氢吡啶类）	心绞痛、颈动脉粥样硬化、室上性心动过速	Ⅱ ~ Ⅲ度房室传导阻滞	心力衰竭
血管紧张素转换酶抑制剂（ACEI）	心力衰竭、心肌梗死后、左室肥厚、左室功能不全、颈动脉粥样硬化、非糖尿病肾病、糖尿病肾病、蛋白尿/微量白蛋白尿、代谢综合征	妊娠、高血钾、双侧肾动脉狭窄	

续表

分 类	适 应 证	禁 忌 证	
		绝对禁忌证	相对禁忌证
血管紧张素 II 受体阻滞剂 （ARB）	糖尿病肾病、蛋白尿/微量白蛋白尿、心力衰竭、左室肥厚、心房纤颤预防、ACEI 引起的咳嗽、代谢综合征	妊娠、高血钾、双侧肾动脉狭窄	
噻嗪类利尿剂	心力衰竭、老年高血压、高龄老年高血压、单纯收缩期高血压	痛风	妊娠
袢利尿剂	肾功能不全、心力衰竭		
利尿剂（醛固酮拮抗剂）	心力衰竭、心肌梗死后	肾功能衰竭、高血钾	
β受体阻滞剂	心绞痛、心肌梗死后、快速性心律失常、稳定型充血性心力衰竭	II～III度房室阻滞、哮喘	慢性阻塞性肺病、周围血管病、糖耐量低减、运动员
α受体阻滞剂	前列腺增生、高血脂	体位性低血压	心力衰竭

6. 社区常用口服降压药（表 7-5）

表 7-5 社区常用口服降压药

分 类	名 称	每日剂量 (mg)	日分服次数	主要不良反应
噻嗪利尿剂	氢氯噻嗪*	6.25～25	1	血钾减低、血钠减低，血尿酸升高
类噻嗪利尿剂	吲哒帕胺*	0.625～2.5	1	
袢利尿剂	呋塞米*	20～80	2	血钾减低
保钾利尿剂	氨苯蝶啶*	25～100	1～2	血钾增高
	阿米洛利	5～10	1～2	
醛固酮拮抗剂	螺内酯*	20～40	1～3	血钾增高、男性乳房发育
β受体阻滞剂	阿替洛尔*	12.5～50	1～2	支气管痉挛、心功能抑制
	美托洛尔平片*	50～100	2	
	普萘洛尔*	30～90	2～3	
	比索洛尔	2.5～10	1	
	倍他洛尔	5～20	1	
钙拮抗剂（CCB）	尼群地平*	20～60	2～3	踝部水肿、头痛、潮红
	硝苯地平*	10～30	2～3	
	硝苯地平控释片	30～60	1	
	硝苯地平缓释片	10～20	2	
	氨氯地平	2.5～10	1	
	非洛地平缓释剂	2.5～10	1	

分　类	名　称	每日剂量（mg）	日分服次数	主要不良反应
血管紧张素转换酶抑制剂（ACEI）	卡托普利＊	25～300	2～3	咳嗽、血钾升高、血管性水肿
	依那普利＊	2.5～40	2	
	福辛普利	10～40	1	
	培哚普利	4～8	1	
	西拉普利	1.25～5	1	
	赖诺普利	2.5～40	1	
血管紧张素Ⅱ受体拮抗剂（ARB）	氯沙坦	25～100	1	血钾升高、血管性水肿（罕见）
	缬沙坦	80～160	1	
	替米沙坦	20～80	1	
	厄贝沙坦	150～300	1	
	坎地沙坦	4～32	1	
α_1 受体阻滞剂	哌唑嗪	1～10	2～3	体位性低血压
	特拉唑嗪＊	1～20	1～2	
β 受体＋α_1 受体阻滞剂	卡维地洛	12.5～50	2	体位性低血压、支气管痉挛
	拉贝洛尔	200～600	2	
中枢作用药物	可乐定	0.1～0.8	2～3	低血压、口干、嗜睡
	可乐定贴片	0.25	1/周	皮肤过敏
血管扩张剂	肼屈嗪	25～100	2	狼疮综合征

＊为国家基本药物目录（基层医疗卫生机构配备使用部分）（2009 版）中的药物

（三）社区随访管理内容和要求

1. 随访管理内容

（1）血压动态变化情况　指导患者定期测量血压，鼓励并指导患者测量和记录血压，分析和评价近期血压控制情况；

（2）健康行为改变情况　针对患者不健康生活方式和危险因素，开展针对性的健康教育、行为干预、技能指导；

（3）药物治疗情况　了解药物使用情况、不良反应和疗效，评价药物的治疗效果和不良反应，以及时调整治疗方案，提高患者治疗依从性；

（4）督促定期进行化验检查　根据患者病情和管理要求督促患者定期进行相关检查，及时发现靶器官损害与并存疾病；

（5）评价患者的病情、药物疗效、不良反应、靶器官损害、并发症等情况，对符合转诊条件的患者督促其及时去综合性（专科）医院作进一步检查和治疗。

2. 随访管理要求

高血压患者随访根据患者危险度分层情况分别纳入不同管理级别，按各级不同要求进行随访，所有患者均应建立健康档案，并指导其非药物治疗。随访要求见表7-6。

表7-6　高血压分级管理随访内容要求

项　目	一级管理	二级管理	三级管理
管理范围	低危患者	中危患者	高危和很高危患者
监测血压	至少3个月一次	至少2个月一次	至少1个月一次
非药物治疗和健康教育	全程	全程	全程
药物治疗	可观察3个月，仍≥140/90mmHg即开始	可观察1个月，仍≥140/90mmHg即开始	立即开始作为主要治疗手段
药物治疗指导	至少3个月一次	至少2个月一次	至少1个月一次
自我管理指导	至少3个月一次	至少2个月一次	至少1个月一次
了解患者自觉症状	全程	全程	全程
测身高、体重、腰围	1~2年一次	6个月一次	3个月一次
监测血糖	1~2年一次	1年一次	1年一次
监测血脂	1~2年一次	1年一次	1年一次
监测尿常规	1~2年一次	1年一次	发现靶器官损害与并存相关疾病，视病情决定检查频度，及时转诊
监测肾功能	1~2年一次	1年一次	
心电图检查	1~2年一次	1年一次	
眼底检查	选做	选做	
超声心动图	选做	选做	

注：社区卫生服务中心不开展的检查项目可转综合性（专科）医院检查。

（四）高血压的管理效果评价

1. 个体血压控制效果评价标准

每年年终，对实施社区分级管理的每例高血压患者做出当年血压控制效果评定，按其年内血压控制情况分为优良、尚可、不良三级。

（1）优良　全年有3/4以上的时间（＞9个月）血压记录在140/90mmHg以下；

（2）尚可　全年有1/2以上的时间（6~9个月）血压记录在140/

90mmHg 以下；

（3）不良　全年有 1/2 以下的时间（≤6 个月）血压记录在 140/90mmHg 以下。

2. 总体综合防治效果评价指标

（1）高血压登记率（检出率）

高血压登记率（检出率）＝本辖区发现并登记的高血压人数/本辖区人口数×100%

（2）高血压管理率

高血压管理率＝年内已管理的高血压人数/辖区登记的高血压患者总人数×100%

（3）高血压规范管理率

高血压规范管理率＝按照要求进行规范管理的高血压人数/年内辖区管理高血压患者人数×100%

（4）高血压患者服药率

高血压患者服药率＝服用降压药物的高血压患者数/辖区登记的高血压患者总人数×100%

（5）高血压患者血压控制率

高血压患者血压控制率＝年度末次（最近一次随访）血压控制在 140/90mmHg 以下的患者数/辖区登记的高血压患者总人数×100%

二、糖尿病防制和管理

（一）糖尿病的诊断和分型

1. 糖尿病的诊断标准

糖尿病是由于胰岛素分泌及（或）作用缺陷引起的以血浆葡萄糖水平升高为特征的代谢性疾病。

中华医学会糖尿病学分会建议在我国人群中采用 WHO（1999 年）糖尿病诊断标准，符合下列 1 条的即可诊断。

（1）糖尿病症状（多饮、多食、多尿，体重下降）＋任意时间血浆葡萄糖水平≥11.1mmol/L（200mg/dl）。

（2）空腹血浆葡萄糖（FPG）水平≥7.0mmol/L（126mg/dl）。

（3）葡萄糖耐量试验（OGTT）中 2 小时血浆葡萄糖水平≥

11.1mmol/L（200mg/dl）。

注意如下问题：

（1）糖尿病症状不典型者，一次血糖值达到糖尿病诊断标准，必须在不同日再复查核实。

（2）空腹指 8～14 小时内无任何热量摄入；任意时间指 1 天内任何时间；测量静脉血浆葡萄糖水平，用葡萄糖氧化法。

（3）急性感染、创伤或其它应激情况下可出现暂时血糖升高，不能依据此时血糖诊断为糖尿病，须在应激消除后复查。

2. 糖尿病前期

血糖水平可能已高于正常范围，但尚未达到糖尿病诊断标准，这个中间状态被定义为糖尿病前期，或称糖调节受损（IGR），包括糖耐量减低（IGT）和空腹血糖受损（IFG）。

（1）糖耐量减退（IGT）：空腹血糖 ＜6.1mmol/L（110mg/dl），且葡萄糖耐量试验 2 小时血糖 ≥7.8mmol/L（140mg/dl）但 ＜11.1mmol/L（200mg/dl）。

（2）空腹血糖受损（IFG）：空腹血糖 ≥6.1mmol/L（110mg/dl）但 ＜7.0mmol/L（126mg/dl），且葡萄糖耐量试验 2 小时血糖 ＜7.8mmol/L（200mg/dl）。

3. 糖尿病的分型

糖尿病分为四型，即 1 型糖尿病、2 型糖尿病、其他特殊类型糖尿病及妊娠糖尿病，其他特殊类型糖尿病包括 8 个亚型。

（1）1 型糖尿病：胰岛 β 细胞破坏导致胰岛素绝对缺乏。

（2）2 型糖尿病：胰岛素抵抗伴胰岛素分泌不足。

（3）其他特殊类型糖尿病：因糖代谢相关基因异常的遗传性糖尿病或其他疾病导致的继发性糖尿病。

（4）妊娠糖尿病：妊娠期间发现的糖代谢异常，不包括已有糖尿病又合并妊娠者。

（二）药物治疗目标、原则和常用口服降糖药

1. 治疗目标

糖尿病患者血糖控制目标见表 7-7。

表7-7　糖尿病患者血糖控制目标

		理想	良好	差
血糖（mmol/L）	空腹	4.4~6.1	≤7.0	>7.0
	非空腹	4.4~8.0	≤10.0	>10.0
HbA1c（%）		<6.5	6.5~7.5	>7.5

2. 药物治疗的原则

（1）1型糖尿病应选择合适的胰岛素，同时要避免低血糖。

（2）对于新发病的2型糖尿病患者，首先建议饮食治疗和加强运动。经过饮食和运动干预一个月后，血糖未得到良好控制的，可予以口服降糖药。肥胖者首选二甲双胍或胰岛素增敏剂（格列酮类药物）；消瘦者可选用磺脲类或格列奈类降糖药；空腹血糖控制尚好，但餐后高血糖明显者可选用 α 糖苷酶抑制剂或格列奈类药物。

（3）对于血糖严重升高（空腹血糖 >11.1mmol/L）的糖尿病患者，可以在开始非药物干预的同时，联合口服降糖药或胰岛素治疗。

（4）如一种口服降糖药治疗后血糖控制不满意，可联合两种药物治疗。如联合两种药物或三种药物仍不能控制血糖，可考虑联合应用口服降糖药和胰岛素治疗。部分患者在经过一段时间胰岛素治疗后，又可停用胰岛素而只服口服降糖药治疗。

（5）一般情况下，胰岛素治疗的患者不联合使用胰岛素促分泌剂（磺脲类、格列奈类）。同一类口服降糖药不宜联合应用。

（6）除上述提及的需应用胰岛素的情况外，下列情况应常规使用胰岛素进行治疗：

A. 1型糖尿病

B. 难以分型的消瘦糖尿病（BMI < 18.5kg/m²）

C. 妊娠糖尿病和糖尿病伴妊娠

D. 急性并发症或严重慢性并发症

E. 应激状态（感染、外伤、手术等）

F. 严重疾病（如结核病）

G. 肝肾功能衰竭

H. 各种继发性糖尿病（胰腺切除、肾上腺皮质激素增多症、慢性钙化性胰腺炎等）

3. 社区常用口服降糖药（表7-8）

表7-8　社区常用口服降糖药

分类	作用	通用名	常用商品名	规格 (mg/片)	常用剂量	主要不良反应
磺脲类	刺激胰岛β细胞分泌胰岛素，增加体内胰岛素水平	格列本脲*	优降糖	2.5，5	每次1/2~1片，1日2次，餐前半小时	易发生低血糖
		格列吡嗪*	美吡哒	5，10	每次1/2~1片，1日3次，餐前半小时	可发生低血糖
		格列齐特	达美康	80	每次1/2~1片，1日2次，餐前半小时	
		格列喹酮	糖适平	30	每次1/2~1片，1日3次，餐前半小时	
		格列美脲	亚莫利	1，2	每次1/2~2片，1日1次	
格列奈类	刺激胰岛素早期分泌	瑞格列奈	诺和龙	0.5，1	每次1片，1日3次，餐前15分钟	可发生低血糖
		那格列奈	唐力	30，60，120	每次1片，1日3次，餐前15分钟	
双胍类	减少肝脏葡萄糖的输出，促进外周葡萄糖利用	二甲双胍*	二甲双胍	250	每次1~2片，1日3次，进餐时或餐后服	胃肠道反应
			格华止	500	每次1片，1日2~3次，进餐时或餐后服	
α糖苷酶抑制剂	抑制碳水化合物在小肠上部的吸收，降低餐后血糖，并通过对餐后糖负荷的改善而改善空腹血糖	阿卡波糖	拜唐苹/卡博平	50	每次1片，1日3次随第一口饭嚼服	腹胀，排气
		伏格列波糖	倍欣	0.2	每次1片，1日3次，随第一口饭嚼服	
格列酮类	促进靶细胞对胰岛素的反应，改善胰岛素敏感性	罗格列酮	文迪雅/太罗	4	每次1片，1日1次	水肿、心衰，肝功能异常
		吡格列酮	艾汀	15	每次1片，1日1次	

*为"基本药物"

（三）社区随访管理内容和要求

糖尿病社区随访管理内容和要求见表7-9。

表7-9　糖尿病社区随访管理的内容及要求

随访项目	随访内容	初诊	每次随访	季度随访	年度随访
病史体检	症状体征	+	+	+	+
	血压	+	+	+	+

续表

随访项目	随访内容	初诊	每次随访	季度随访	年度随访
实验室检查	体重	+	+	+	+
	血糖	+	+	+	+
	糖化血红蛋白 A1c	+		+	+
	血脂常规	+		＊	+
	尿常规	+		＊	+
	尿微量白蛋白#	+		＊	+
	血肌酐/尿素氮	+		＊	+
特殊检查	眼：视力	+		＊	+
	眼底检查	+		＊	+
	足：动脉搏动	+		＊	+
	神经病变	+		＊	+
	心电图	+		＊	+
	颈动脉超声检查			选作	
非药物治疗	了解饮食运动情况并进行指导	+	+	+	+
	针对性糖尿病健康教育和心理咨询	+	+	+	+
	戒烟（如果吸烟）	+	+	+	+
药物治疗	了解目前用药疗效和副作用情况，并予合理用药指导	+	+	+	+

＋需做检查；＊如果初诊异常（当年内）或上年度复诊异常，则需做检查

注：尿常规检查查出蛋白者不再查尿微量白蛋白

（四）糖尿病的管理效果评价

1. 个体血糖控制效果评价标准

每年年终，对实施社区管理的每例糖尿病患者做出当年血糖控制效果评定，按其年内血糖控制情况分为优良、尚可、不良三级。

（1）优良：全年有 3/4 以上时间（>9 个月）血糖控制在理想或良好水平；

（2）尚可：全年有 1/2 以上时间（6～9 个月）血糖控制在理想或良好水平；

（3）不良：全年有 1/2 以下时间（≤6 个月）血糖控制在理想或良好水平。

2. 总体综合防治效果评价指标

（1）糖尿病登记率（检出率）

糖尿病登记率（检出率）＝本辖区发现并登记的糖尿病人数/本辖区人口数×100%

（2）糖尿病管理率

糖尿病管理率＝年内已管理的糖尿病人数/辖区登记的糖尿病患者总人数×100%

（3）糖尿病规范管理率

糖尿病规范管理率＝按照要求进行规范管理的糖尿病人数/年内辖区管理的糖尿病患者总人数×100%

（4）糖尿病患者药物治疗率

糖尿病患者药物治疗率＝使用口服药物或（和）胰岛素治疗的糖尿病患者数/辖区登记的糖尿病患者总人数×100%

（5）糖尿病患者血糖控制率

糖尿病患者血糖控制率＝年度末次（最近一次随访）血糖或糖化血红蛋白 A1c 控制"理想"（或"良好"）的人数/辖区登记的糖尿病患者总人数×100%

（崔　军）

第八章 伤害防制

伤害已成为世界范围内主要公共卫生和发展的问题。根据世界卫生组织 2000 年度资料，估计全世界每年有 560 万人死于某些形式的伤害。伤害是各年龄组男性和女性的主要死亡原因，已成为大多数国家前四位的死因之一。

第一节 概　述

一、定义与分类

（一）定义

由于急性暴露于能量（包括机械、热量、化学、电或辐射）超过机体生理耐受程度而导致的人体损伤，或由于缺乏一种或多种生命必须物质（空气、水、温度）所导致的功能损害，比如溺水、勒颈或冻伤；以及由此引起的心理损伤统称为伤害。

（二）分类

（1）按照伤害发生意图分类　分为非故意伤害和故意伤害，故意伤害又分为自杀、自伤和暴力、他杀。

（2）按照伤害发生的地点分类　可分为机动车伤害、职业性伤害、家庭伤害、公共场所伤害等。

（3）按照性质分类　分为机械能、辐射能、热能、电能、化学能及基本能量缺乏导致的伤害。

（4）按照伤害的性质并参照损伤与中毒的外部原因分类　即通用的国际疾病分类（ICD～10）分类，共包括 14 大类。

二、我国伤害发生的现状

据估计，我国每年因伤害死亡人数约 70 万～75 万人，每年因伤害引起的直接医疗费达 650 亿元，仅因伤害休工而产生的经济损失就高达

60多亿元。2005年，我国伤害的前五位死亡原因依次为道路交通伤害、自杀、溺水、跌落和中毒；伤害发生的主要类型是烫伤、窒息、跌落和中毒等；伤害已成为我国青壮年的首位死因，严重影响社会生产力，需引起全社会高度重视。伤害也是中国1~14岁儿童的"第一杀手"。不仅如此，由伤害所造成的残疾会对儿童一生的发展产生重大的影响。

（张　涛　李　辉）

第二节　伤害的社区预防与控制

一、伤害干预策略

（一）"五E"伤害预防综合策略

目前，国际公认的伤害预防策略包括五个方面，为教育预防策略（Education）、环境改善策略（Environmental modification）、工程策略（Engineering）、强化执法策略（Enforcement）和评估策略（Evaluation），即"五E"伤害预防综合策略，该策略的有效性在很多国家的应用实践中都得到证明，在减少与控制伤害发生与死亡方面发挥了重要作用。

（二）哈顿矩阵（Haddon Matrix）

美国William Haddon在1964年提出了应该从伤害发生前、伤害发生时和伤害发生后三个阶段分别评价致伤因子、宿主和环境三者的作用，通过在道路交通伤害控制中的应用与不断完善，1980年提出了Haddon Matrix（哈顿矩阵），为伤害病因的分析和伤害的三级预防提出了科学的理论和方法（表8-1）。

表8-1　Haddon 矩阵 a

	人（或宿主）	施加者	物理环境	社会经济环境
事件前	是否宿主倾向于或过度暴露于危险？	施加者是否有危害？	环境是否是危险的？	环境是否支持危险行为？
事件	宿主是否能够承受这种能量或力的传递？	施加者是否提供了保护措施？	环境是否在本次伤害事件中起作用？	环境是否在本次伤害事件中起作用？
事件后	发生创伤后如何处理？	施加者是否与创伤有关？	在伤害事件后，环境是否加剧创伤？	环境是否有助于康复？

*本表格中使用的术语是Haddon曾经使用过的术语的修订版。

（三）伤害预防策略

Haddon 根据哈顿矩阵概念模型于 1981 年又提出了第二个模型，即"策略十则"，在世界卫生组织的支持和推广下，得到了广泛的应用。这十条策略包括：

（1）预防危险因素产生 如禁止手枪的制造和核反应堆的建立；

（2）减少已存在危险因素的含量 限制车辆速度，减少油漆中的铅含量；

（3）预防已有危险因素的释放 裁减主要军队的核武器或常规武器，用巴氏法杀菌消毒牛奶；

（4）从源头改变危险因素的释放率及其空间分布 对初学滑雪者减少雪道的坡度，使用降落伞；

（5）将危险因素从时间和空间上与被保护者分开 如在交通集中的道路上架设行人过街天桥，地面雷击时的避雷装置，机动车、非机动车、行人分道行驶；

（6）用屏障将被保护者和危险因素分开 如使用头盔，安全眼镜，机械挡板，农村鱼塘设置栅栏防制溺水等；

（7）改变危险因素的基本性质 如家具的圆角，使用易碎的照明柱和其他路旁设施；

（8）增强人体对危险因素的抵抗力 如在飓风地区对建筑物制定严格的标准；

（9）消除危险因素 如使用消防车和火灾探测系统，使用电子定点系统预防触电死亡；

（10）使伤害患者保持稳定，采取有效的治疗和康复措施 如在伤害现场提供及时的紧急医疗救助，使用适当的医疗操作，如为烧伤病人进行皮肤移植。

二、道路交通伤害的预防

道路交通伤害是指道路交通碰撞造成的致死和非致死的损伤。目前，道路交通伤害已经成为一个重要的全球公共卫生问题，同时也是威胁我国人群健康和社会安全的主要问题。世界卫生组织（WHO）在 2004 年发布的《世界预防道路交通伤害报告》中指出，全球每年有 500 万人死于伤害，其中大约有 120 万人死于道路交通事故。在我国，仅 2005 年道路交通伤害就导致 98738 人死亡，469911 人受伤，直接经济损失高达 18.8 亿元。青少年和儿童是道路交通伤害的弱势群体，作为道路使用者，其多数扮演行人、乘客和骑自行车者等角色。2005 年，中国疾病预防控制中心与公安部交通管理局联合开展的"儿童步行安全状况调研"最新数据显示：每天至少有 19 名 15 岁以下的孩子因道路交通伤害而死亡，77 人因此而受伤。道路交通伤害已经成为中国儿童意外伤亡的第二大原因，仅次于溺水。

（一）中国道路交通伤害的总体情况

1. 人群分布

2005 年，我国因机动车交通事故死亡人员男女性别比为 3.2：1。半数以上死者年龄在 16~45 岁之间，65 岁以上的死亡人数有逐年上升趋势。机动车交通事故死亡人员中 60% 以上是行人、乘客和骑自行车者，摩托车驾驶人占 1/5。

2. 时间分布

2005 年我国全年共发生道路交通事故 450254 起，死亡人数各月份分布比较均衡，10~12 月份稍高于其他月份，而受伤人数，下半年占全年的 59%。

3. 地点分布

3/4 的致死性机动车交通事故伤害发生在公路，主要多发生于二、三级公路，高速公路死亡所占的比例逐年俱增。根据 2005 年公安部交通管理局统计数字，广东、江苏、浙江和山东四省车祸死亡人数最高，而西藏、新疆、浙江、青海和宁夏五省死亡率最高。

（二）影响中国道路交通伤害发生的主要危险因素

1. 经济因素

道路建设发展速度明显滞后于经济增长速度；在经济快速增长地区乃至经济欠发达地区尤为明显，道路安全系统不能满足道路交通运输的需要，在广大农村地区尤为明显；边远地区、偏僻地区和山区，一旦发生道路交通伤害，不能为伤员提供及时运送和救治。

2. 行为因素

（1）不遵守交通规则，如横穿马路不走人行横道线，闯红灯，在公路上玩耍，自行车与机动车抢道，骑车带人等。

（2）超速、疲劳驾驶。

（3）使用乙醇、药品或毒品，可以降低个人对事物的判断力，特别是对距离的判断产生误差，同时会降低个人的平衡感，无法正确掌控交通工具，从而增加发生道路交通伤害的危险。

3. 机械因素

在骑自行车时，由于车辆问题如刹车不灵、断链、爆胎等也可能造成道路交通伤害。而作为机动车乘客而言，不佩带相关安全装置，如乘坐摩托车时不戴防护头盔，乘坐轿车等不佩带安全带，会增加发生道路交通伤害的危险。

4. 环境因素

道路设计、布局等与发生道路交通伤害密切相关。行人、自行车、机动车混合式交通道路，道路设计如人行横道、立交桥等设置不合理，车速快，横穿马路时视线被物体遮挡或受车辆灯光影响产生视线盲区等，都是增加道理交通伤害的危险因素。

（三）道路交通伤害预防策略与措施

关于道路交通伤害的新观念：道路交通伤害是可以被认识、被预防和控制的；道路安全是一个社会公平的问题，健康公平是减轻道路交通伤害死亡和全球疾病负担的主要问题之一；道路安全是一个公共卫生问题，卫生部门在道路交通伤害上的责任不仅仅是救治，还应该开展预防与控制。

减少道路交通伤害的策略：建立以政府为主导、多部门配合、全社会参与的道路交通伤害防制工作机制，把道路交通伤害作为一项主要和优先的公共政策，采取综合措施，预防道路交通事故的发生、减少重度创伤和死亡，最大限度降低道路交通伤害的损失。

1. 加强教育

开展全国性、地区性交通安全运动；驾驶员培训标准化，严格驾照考取制度；媒体宣传，提高公众对交通安全的认识；加强多部门合作和交流，以及法制教育。学校开展交通安全教育是预防道路交通伤害的有效途径。设立交通安全教育必修课，针对不同年龄段青少年开展相应的交通安全教育，小学生的教育以行人和自行车的安全教育为主。交通安全教育的内容为利用模拟道路，指导学生掌握正确的步行方法和正确的自行车行驶方法。对中学生则进行行人安全、自行车的安全行车及汽车、摩托车特性等的教育。

2. 改善道路环境

为慢速通行和道路安全弱势群体提供保护设施；设置预防超车和消除

对面撞车事故的中心隔离带；在道路汇合处及交叉路口环岛设置路灯，改善危险地段照明条件；设置限速警示，路面设置减速振动带等。

3. 加强个人防护

青少年和儿童作为道路交通伤害的弱势群体，加强个人保护是十分重要的。在乘坐摩托车、轿车等机动车应使用适合年龄的保护装置，如儿童安全座椅，儿童专用头盔等，加强自我保护。对于 5～9 岁的小学生在横穿马路时应佩带有警示作用的小黄帽或反光背带等。同时学校应制定相关规章制度，在上学和放学期间指派专人在学校门口维持交通秩序，对低年龄段学生可由老师带领过马路。

4. 急救与康复

建立与完善急救中心和急救网络；培养急救专业人员；加强普通人群紧急救护知识、技能宣传和普及；提高康复机构和设施的可及性。

5. 以社区为基础的干预

多种干预手段以不同形式在不同情形下重复使用，会有助于在一个社区内养成一种安全习惯与观念。"安全社区"模式，一再被证明能够有效地减少一个城市或地方辖区人口中的伤害事件。

三、儿童和青少年溺水的预防

儿童和青少年溺水是一个重要的公共卫生问题。溺水是由于淹没和沉浸在液体中导致呼吸损伤的过程，其结局可分为：死亡，发病和未发病。在我国，溺水是 0～14 岁儿童非故意伤害死亡的首要原因，占总溺死人数的 56.04%，同时每发生 1 例溺水死亡就会有 1～4 例溺水者需要住院治疗，4～16 例溺水者需要急诊室治疗。由此可见，溺水严重威胁着我国儿童和青少年生命健康。

（一）儿童和青少年溺水的流行病学特征

1. 人群分布

（1）性别　我国男孩的溺水死亡率远高于女孩，0～14 岁年龄组男孩溺水死亡率为女孩的 1.63 倍，达 24.25/10 万。研究发现这与男孩的高暴露率和高危险行为，如单独游泳、酒后游泳或划船、喜欢寻求刺激等以及家长和老师对男孩和女孩的教育和保护形式不同有关。

（2）年龄　由于儿童身体发育情况和活动范围的不同，不同年龄段的儿童溺水发生率也有所区别。从总体而言，1～4 岁年龄组溺水死亡率最高，其次为 5~14 岁年龄组。而男孩溺水死亡率呈现出 2 个高峰，分别为 1~4 岁组和 15~19 岁组，15~19 岁男性青少年溺水死亡率较高与该年龄段男生更容易在游泳过程中做出一些危险动作和通常高估自己的游泳水平有关。

（3）地点 不同年龄组的人群溺水发生地点也有区别。5~9 岁年龄组儿童主要在水渠、池塘、水库中嬉水时落水致死；而在农村地区，水井、粪池、阴沟等地也是儿童溺水致死的主要地点。10~14 岁儿童则主要在江河湖泊等天然水域中游泳或洗澡时溺水死亡。15~19 岁组青少年除了在天然水域中游泳或洗澡时溺水死亡外，还有部分青少年在进行水上休闲活动如划船等不慎落水致死。

2. 地区分布

地理位置不同，死因也会有所不同。目前我国青少年儿童溺水以南方地区多见，这与南方地区河流、水库、鱼塘密布和沿海地区近海域等有关。同时农村儿童溺水发生率高于城市，这与农村地区水体类型多样，水况复杂有关。

3. 时间分布

溺水具有较明显的季节性。在南方地区，夏秋季、暑假期间和农村农忙时儿童发生溺水现象较为多见；在北方地区，除了上述时期，在冬初和早春时期，水体表面刚刚结冰或坚冰已经开始融化，冰层变薄，儿童最易出现踏碎冰面而溺水死亡。而在周六和周日，则发生划船等水上休闲活动时不慎溺水死亡的情况增加。

（二）儿童和青少年溺水的危险因素

1. 疾病因素

人的健康状况和身体素质可决定溺水的发生。目前研究表明癫痫（癫痫发作）是溺水的危险因素。患有癫痫的儿童发生溺水的危险度是健康儿童的 4~14 倍。同时也有研究表明孤独自闭症儿童和患有心律失常如先天性 QT 间期延长综合征的儿童发生溺水的危险性较高。

2. 水域安全性

目前我国大部分地区的自然水体如池塘、江河、水库等周围没有设置屏障，没有明显警示标识，或者即使有相关屏障和标识，也由于在设计和设置上存在缺陷使其无法发挥有效作用。同时在一些露天游泳池、海滨浴场等娱乐场所缺少救生员和监视设备，使发生溺水的危险增加。

3. 儿童监管

监护者监管力度不足也是导致溺水发生的常见危险因素之一，特别是在农村地区，由于父母外出打工，留守儿童缺乏家长监管或家长监管力度不够，导致儿童溺水事件的多发。而且，类似儿童溺水事件多数发生在离家近的水域，如村里的粪池、池塘等。

4. 饮酒

饮酒会降低个人的判断力，从而导致溺水发生。国外研究表明，饮酒是 15～19 岁青少年溺水的危险因素之一，50% 的 15～19 岁男性青少年溺水与饮酒有关。在进行划船等水上休闲活动时，血液乙醇浓度 >100mg/dl 者发生溺水的危险是不饮酒者的 16 倍。

5. 游泳水平

虽然大众普遍认为游泳水平高者发生溺水的可能性低，但目前尚没有明确证据证实游泳水平和溺水危险度之间的关系。甚至有学者认为，游泳水平高者更喜欢水上活动，从而增加暴露率，同时也更喜欢在危险的水域游泳等，导致发生溺水的危险性增加。

（三）儿童和青少年溺水的干预策略与措施

1. 加强监管

对家长进行健康教育是预防儿童溺水的有效干预措施。低龄儿童在没有家长监管的情况下应尽量避免接触各类水体，不要让儿童在没有成人看管的情况下独自嬉水或游泳。对于在假期或农忙时节无专人照看的儿童和青少年应送往托儿所、假期班等组织进行统一照看管理。患有高溺水危险疾病的儿童应减少下水，若要下水必须有相关监护人全程陪同。

2. 开展安全教育

在学校开展游泳安全教育，能提高学生对游泳潜在危险的认识，使其充分了解溺水的预防措施，如不要在非游泳区域游泳，避免独自游泳或在没有成人监护的情况下在水况复杂、水流较快的水域游泳，游泳前要做充分的准备活动，游泳时要根据自己的体力和能力量力而行，饥饿和疲劳时不宜下水，在水中不要吃东西以免呛噎等。同时对于 15～19 年龄段的青少年儿童应开展自救和急救技能的培训，掌握心肺复苏术（CPR）等。

3. 加强环境保护

要定期对社区和家庭周围环境进行检查和评价，及时消除危险环境，如水井、粪池加盖，池塘等水域周围架设防护栏，在危险地带设置障碍物或树立警示标识，同时应对水塘水库做出标记，标明深度、湍流、暗流等。公共游泳场所内应配备足够的救生员，救生员应经过正规培训，掌握溺水现场急救技能，持证上岗，同时应设有医务急救室，配有相应的急救复苏设备。在船只等水上活动设备内应配备足够的个人防护装备，如救生衣等，并严格控制人数，防止超载。

4. 加强个人防护

应鼓励 5 岁以上的儿童学习游泳。在适宜的年龄学习游泳可以提高游泳技能，减少由于失足落水造成的溺水。同时在游泳和进行水上活动时应穿戴相应的个人防护设备，如救生衣、游泳圈等。同时饮酒后不要游泳、进行水上休闲活动和在堤岸边行走。

（张　涛　李　辉）

第九章　精神疾病防制

第一节　精神疾病种类

一、概述

精神疾病是指在各种生物、心理以及社会环境因素的影响下，特征为认知、情感、意志和行为等精神活动出现不同程度障碍的疾病。目前我国社区常见的精神障碍包括精神分裂症、双相障碍、抑郁障碍、焦虑障碍、精神发育迟滞等。

二、社区常见精神疾病

（一）精神分裂症

本症是一组病因未明的精神疾病，约占我国住院精神疾病患者的50%左右，多起病于青壮年，大多数病人起病隐匿、缓慢，具有思维、情感、行为等多方面障碍及精神活动不协调。通常意识清晰，智能尚好，有的病人在疾病过程中可出现认知功能损害，自然病程多迁延，呈反复加重或恶化，但部分病人可保持痊愈或基本状态。国内外多项研究证实，遗传因素在精神分裂症的发病中起重要作用。评估量表常采用：阳性与阴性症状量表（Positive and Negative Symptoms Scale, PANSS）。主要用于评定精神症状的有无及各项症状的严重程度。

（二）双相障碍

又称双相情感障碍，是指既有躁狂发作又有抑郁发作的一类心境障碍。双相障碍一般呈发作性病程，躁狂和抑郁常反复循环或交替出现，也可并存，发作常持续一周以上，给患者日常生活带来较大影响。评估量表常采用：倍克－拉范森（Bech－Rafaelsen）躁狂量表、Young 躁狂量表（Young Manic Rating Scale, YMRS）、汉密顿抑郁量表（Hamilton Depression Scale, HAMD）。

（三）抑郁障碍

抑郁障碍是一种心境障碍，抑郁发作以显著而持久的心境低落为主，与其处境不相称，可以从闷闷不乐到悲痛欲绝，甚至发生木僵。部分患者有焦虑，严重者可出现幻觉、妄想等精神性症状。某些病例的焦虑与运动性激越很显著。评估量表常采用：自评量表，Zung 抑郁自评量表（SDS）；他评量表，汉密尔顿抑郁量表（HAMD），Montgomery – Asberg 抑郁量表（MADS）。

（四）焦虑障碍

又称焦虑症或焦虑性疾病，是一种以焦虑情绪为主的神经症。主要分为惊恐障碍和广泛性焦虑两种。焦虑症的焦虑症状是原发的，凡继发于高血压、冠心病、甲状腺功能亢进等躯体疾病的焦虑应诊断为焦虑综合征。其他精神病理状态如幻觉、妄想、强迫症、疑病症、抑郁症、恐惧症等伴发的焦虑，不应诊断为焦虑症。评估量表常采用：焦虑自评量表（SAS），汉密尔顿焦虑量表（HAMA），惊恐障碍严重度量表（Panic Disorder Scale，PDSS），GAD 症状量表，社交焦虑量表（Liebowitzs Social Anxiety Scale，LSAS）。其中包括：

惊恐障碍（panic attack）：是一种以反复的惊恐发作为主要原发症状的神经症。这种发作并不局限于任何特定的情境，具有不可预测性。惊恐发作为继发症状，可见于多种不同的精神障碍，如恐惧性神经症、抑郁症等，并应与某些躯体疾病鉴别，如癫痫、心脏病发作、内分泌失调等。

广泛性焦虑（generalized anxiety）：指一种以缺乏明确对象和具体内容的提心吊胆及紧张不安为主的焦虑症，并有显著的自主神经症状、肌肉紧张及运动性不安。病人因难以忍受又无法解脱，而感到痛苦。以持续的原发性焦虑症状为主。

（林鸿波　陈　奇）

第二节　社区随访管理

一、概述

当前，我国精神卫生服务模式正在从以医院为主向医院服务 – 社区服务一体化的模式转变，同时探索在社区中开展个案管理，更好地将精神卫生纳入公共卫生体系。目前开展的项目如中央转移支付地方重性精神疾病管理治疗项目（686项目），公共卫生服务均等化项目，卫生部《重性精神疾病管理治疗工作规范》，以及各地结合自身实际开展的社区精神疾病管理工作模式研究等。我国的社区精神卫生工作主要按照"预防为主、防治结合、重点干预、广泛覆盖、依法管理"的原则，建立"政府领导、部门合作、社会参与"的工作机制，积极发挥三级网络的作用，整合各种资源开展工作。

在社区开展精神卫生服务，进行个案管理，可以协调社区各种资源，提高服务质量，满足病人需求，减少患者的耻辱感，实现让患者在"最少受限"环境中获得精神卫生服务，增加治疗率，为患者回归社区创造积极的条件。在社区的随访过程中，要注意随访方式，避免因为随访给患者造成困扰。对于慢性、反复发作的精神疾病患者，要注意人文关怀，对于新发现的患者应该注意保护隐私，鼓励其积极求治，以免延误病情。

二、精神疾病社区随访管理

（一）工作体系

1. 社区精神卫生工作领导网络

精神卫生各级领导小组及其办公室，由各级政府领导与卫生、民政、公安、残联等职能部门代表组成，其主要职责为负责本区域内社区精神疾病防制工作的开展，为随访管理工作提供支持。

2. 社区精神卫生工作三级网络

精神卫生工作的三级网络是顺利开展社区管理的基础，各级网络的组成和职责如下：

（1）一级网络　精神卫生工作领导小组由村、居委会成立，由村长、社区领导兼任组长。随访团队一般由乡村或社区服务站医生专职负责（或兼职），包括民政、残联、妇联干部等人员组成。

（2）二级网络　精神卫生工作领导小组由镇、乡、街道成立，并设立精神卫生工作办公室，一般设在所在地社区卫生服务中心、卫生院内，配备一名专职或兼职责任医生开展日常管理工作。

（3）三级网络　由上一级政府牵头，成立市、区、县精神卫生工作领导小组，下设精神卫生工作办公室，配备一名以上专职人员，具体负责当地的精神卫生工作。

（二）随访管理

开展社区精神疾病随访管理，可以了解患者病情及康复动态，落实康复措施，及时调整方案，体现人文关怀。同时，防止及减少患者肇事肇祸，协助民政部门开展救助，解除关锁患者。

1. 分级管理标准

（1）一级管理　精神疾病发作期、治疗期，或有下列情况之一者：

①住院期间请假出院观察者；

②半年内出现过自杀行为或自杀企图者；

③半年内有影响社会或家庭的行为者（指冲动伤人毁物行为或倾向、或违反《中华人民共和国治安管理处罚条例》的其他行为）。

（2）二级管理　精神疾病患者，经过系统治疗后，病情控制稳定超过半年，但仍需要治疗，符合下列情况之一者：

①连续半年以上，未出现自杀行为或自杀企图者；

②连续半年以上，无影响社会或家庭的行为者；

③病情稳定但拒绝治疗者。

（3）三级管理　精神疾病患者，病情稳定超过两年，自愿接受治疗，有下列情况之一者：

①连续两年以上，未出现自杀行为或自杀企图者；

②续两年以上，未出现影响社会或家庭的行为者。

（4）追踪管理　精神疾病患者经过系统治疗，病情达到痊愈且已停药，有下列情况之一者：

①连续五年未发生对社会、家庭及自身不良影响的行为；

②出勤工时达200天/年以上者。

2. 分级管理随访要求

（1）一级管理

①社区医生至少每两周随访一次。

②家庭监护人必须按要求有责任地管理好患者，防止发生走失、乱跑、肇事或其他意外，并应严格遵照医嘱督促患者服药，照顾好患者的日常生活。

③监护小组及其他人员协助管理好患者，督促、指导患者参加一些

必要的社会活动和康复活动。

（2）二级管理

①社区医生至少每月随访一次。

②家庭监护人员应管理好患者，防止发生走失、乱跑、肇事或其他意外，并应按医嘱督促患者服药和料理日常生活，密切注意其病情变化，发现异常应及时同社区医生联系并帮助患者参加力所能及的工作和社会活动。

③监护小组及其他人员应协助做好患者的管理、病情观察、督促服药和参加力所能及的工作与社会劳动。

（3）三级管理

①社区医生至少两月随访一次。

②家庭监护人要经常过问患者的服药情况，注意观察病情变化，发现异常应及时与社区医生联系。并督促协助患者积极参加工作、劳动和社会活动。

（4）追踪管理

①社区医生至少每半年随访一次。

②家庭监护人员要经常关心患者，注意疾病的复发，了解患者的生活及工作，帮助患者解决社交和工作上的困难。

3. 个案评估

（1）危险性评估。共分为6级。

对新进入随访管理的患者，首先应开展危险性评估。在每次随访时，都应进行危险性评估，或根据需要随时进行。

0级：无符合以下1~5级中的任何行为。

1级：口头威胁，喊叫，但没有打砸行为。

2级：打砸行为，局限在家里，针对财物。能被劝说制止。

3级：明显打砸行为，不分场合，针对财物。不能接受劝说而停止。

4级：持续的打砸行为，不分场合，针对财物或人，不能接受劝说而停止。

5级：持管制性危险武器的针对人的任何暴力行为，或者纵火、爆炸等行为。无论在家里还是公共场合。

（2）患者评估 随访医师至少每半年对患者进行评估，必要时可邀请上级医师或精神科执业医师参与。内容包括：社会功能、管理计划、管理类别、治疗方案等。

（三）个案管理

个案管理起源于欧美，涵盖了精神疾病康复的所有内容，具体包括：识别对象；评估需求；设计方案；质量控制；再次评估；修改方案。

1. 个案管理团队

通常由精神科医师、全科医师、公共卫生医师、护士、社工、心理治疗师、家属等组成。患者的个案管理员根据病人的特点和需求，制定不同的服务计划（包括治疗、康复），达到使病人最终回归社会的目的。

2. 个体服务计划

个体服务的特点：充分尊重病人，整合治疗及康复，以就业为目标，适度调整环境条件，重视技能训练，彼此尊重，着眼远期疗效，鼓励病人勇于尝试、独立生活等。主要流程包括：现况评估；明确问题；改进目标；确定指标；确定策略；明确责任；制定进度。

3. 主动式个案管理

该程序为适应功能较差的精神病患者准备，以利于预防复发、增强社会及职业功能。针对每个患者相应社会功能、技能的缺陷以及社会生活需要，采取因人而异的社区治疗程序。同时帮助患者的日常工作、支持其继续工作、学习、融入社会。

（四）随访资料与档案管理

资料包括政策类（规划、计划、方案、工作制度等）、技术类（随访资料、个案资料等）。随访人员和专（兼）职责任医师应该及时收集、整理、审核、汇总、分析随访工作资料，为制定和调整管理治疗、评价管理效果提供依据。有条件的地区可以开展信息化管理，并严格遵循工作资料保密的原则，保护患者的隐私。

（五）社区随访管理工作评估

基线资料，包括患者人口学资料、治疗有效性、遵医情况；患者心理、社会功能情况；社会生活程度、能力改善情况、客观处境、自我感受改善情况等。

（林鸿波　陈　奇）

第十章　病媒生物防制

病媒生物是直接或间接传播人类疾病的生物。主要包括三大类群：蚊、蝇、蟑螂、跳蚤等属于节肢动物门昆虫纲，蜱、螨属于节肢动物门蛛形纲蜱螨目，另一大类群是鼠类，属于脊椎动物门哺乳动物纲啮齿目。每一类群都有许多种类，在不同地区分布也不尽相同。

第一节　常见病媒生物种类

一、蚊的种类

（一）中华按蚊

主要分布于除新疆、青海、西藏外的各省区。嗜吸人、畜血液，是我国平原地区间日疟和马来丝虫病的主要传播者。成蚊体中型，灰褐色，翅前缘脉上有 2 个大白斑，下颚须上有 4 个白环。中胸背板隐约可见 5 条浅色纹。

（二）嗜人按蚊

主要分布于江苏、浙江、安徽、江西、福建、湖北、湖南、四川和云南等地。嗜吸人血，是疟疾和马来丝虫病的重要传播者。个体较小，与中华按蚊形态极相似。翅的第 5 纵脉第 2 分支末端无翅穗白斑。

（三）淡色库蚊

主要分布于北纬 30 度及其以北地区，室内优势种，嗜吸人血，兼吸禽畜血液，是斑氏丝虫病及流行性乙型脑炎的传播者。体形中等，淡褐色，喙与足深褐色，无白环，中胸背板无白色条纹，腹背板基部有直线状灰白横带。

（四）致倦库蚊

主要分布于长江以南各省区，室内优势蚊种。体形中等，淡褐色，与淡色库蚊极相似，腹背板基部有圆弧状灰白横带。

（五）三带喙库蚊

主要分布于除新疆、青海、西藏外的各省区。嗜吸猪、牛等畜血，兼吸人血，是流行性乙型脑炎的主要传播者，另外还传播基孔肯雅病毒病等。体形中小，深褐色，喙的中段有一白环，腹背各节基部有淡黄狭带。

（六）白蚊伊蚊

俗称豹蚊、花纹子、亚洲虎纹。主要分布于北起沈阳宣化向西经宝鸡成都雅安到西藏察隅一线的以南以东地区，是登革热的重要传播者。体型中小，黑色间有白斑，中胸背部中央有一纵向的白色条纹，后足各节有白环。

（七）埃及伊蚊

俗称黑蚊子，主要分布于广东、广西、海南等东南沿海地区及中国台湾，家栖蚊种，嗜吸人血，是登革热的主要传播者，也是黄热病、委内瑞拉马脑炎、基孔肯雅热等的传播者。中小体形，黑色，中胸背部有4条白色纵线，后足各节有白环。

二、蝇的种类

（一）家蝇

又称舍蝇、饭蝇，全国各省区均有分布，是室内最常见蝇种，可传播痢疾、伤寒、肠炎、肺结核、脊髓灰质炎等，还可引起人畜的蝇蛆病。体形中等，长5~8mm，灰褐色，胸背有4条黑色等宽纵纹，腹部正中有黑色纵纹。

（二）大头金蝇

又称红头蝇，主要分布于西宁、兰州、银川、呼和浩特、哈尔滨一线及以南各地区，是夏秋痢疾、伤寒等肠道传染病的主要传播者，可传播寄生虫卵、包囊等。体大，长7~11mm，有亮绿色金属光泽，复眼鲜红色。胸背无黑色纵纹，两颊部为橙黄色。

（三）丝光绿蝇

又称绿豆蝇，全国各省区均有分布。传播肠道传染病及人体寄生虫病的包囊或虫卵，可引起人体蝇蛆病。体形中等，青绿色，有金绿色金属光泽，胸背无纵纹，背鬃发达，排列成纵行。

（四）厩腐蝇

又称大家蝇，除中国台湾、广西、贵州等省区不详外，其他各地均有分布。可传播肠道传染病体形较大，灰褐色，胸背有 2 条黑纵纹，其两侧有 4 块黑斑。

（五）巨尾阿丽蝇

又称青蝇，除宁夏、青海、西藏和新疆不详外，其他各地均有分布。可传播肠道传染病等。体形大，中胸背板前部有 3 条纵纹，正中一条较宽，腹部背面有深蓝金属光泽。

三、蜚蠊的种类

（一）德国小蠊

在室内蟑螂中最小的一种，体长在 15mm 以下。成虫为棕黄色。在前胸背板上有两条平行的褐色纵纹。德国小蠊能够传播细菌性痢疾、伤寒、肝炎等三四十种疾病，还能导致人体过敏，诱发哮喘等疾病。在春夏季节，小蠊爬过的食品还可能引发细菌性食物中毒。

（二）美洲大蠊

是蜚蠊科中体积最大的昆虫。成虫体长 29～35mm，红褐色，翅长于腹部末端。触角很长，前胸背板中间有较大的蝶形褐色斑纹，斑纹的后缘有完整的黄色带纹。食性广泛、喜食糖和淀粉、污染食物、传播病菌和寄生虫，是世界性卫生害虫，是人类许多的传染性疾病的重要媒介，主要传染肠道病。

（三）黑胸大蠊

黑胸大蠊体长 23～30mm，体黑色具光泽，全国性分布。身体及足微黑褐色，前翅红褐色，翅发达超过腹端。腿上的刺发达，行动迅速。在室内的栖息地很广，但以厨房为主。黑胸大蠊的食性广，但以喜食香甜是食品如面包、饼干及其他有机物，如垃圾、泔水等。

四、鼠的种类

（一）黑线姬鼠

体形似小家鼠，但个体较大。背中央有一黑色条纹。尾较长，超过体长之半。毛色棕褐，浅棕或略带棕红色。多栖息于草地、灌丛、田野间。为农业害鼠。传播疾病，为姬鼠型流行性出血热的重要宿主。全国大部地区均有分布。

（二）褐家鼠

体长约 175mm，尾长明显短于体长、耳短而厚。后足长 30mm 以上、体背棕褐色至灰褐色，腹面灰白色。褐家鼠栖息生境十分广泛，多与人伴居。仓库、厨房、荒野等地均可生存。食性杂，植物性、动物性食物均有。在居民点主要盗食粮食和各种食物。全年均可繁殖。每胎 5～14 仔或更多，多为 7～10 仔。为主要害鼠之一。毁坏衣物、家具、粮食、农作物，传播疾病，是家鼠型流行性出血热的宿主。除西藏外，分布于全国各地。

（三）黄胸鼠

成年鼠一般体长 170～200mm，体重 200～250g。口鼻较尖，耳大而薄亦长，向前折可达到眼部。栖息于建筑物的上层，如屋顶、天花板。主要分布在华南各省及其沿海地区，江苏、淮河以南和山东鲁南等地区也有发现。喜欢在木结构的房屋中生活，在砖石水泥结构的房屋中竞争不过褐家鼠。生活条件好时，一年四季均可繁殖，一般一年 6～8 胎，每胎产仔鼠 4～8 只。其是南方家鼠型鼠疫自然疫源地的宿主。

（四）小家鼠

小型鼠，体长 60～90mm，体重 7～20g，尾与体长相当或略短于体长。头较小，吻短，耳圆形，明显地露出毛被外。上门齿后缘有一极显著的月形缺刻，为其主要特征体背呈现棕灰色、灰褐色或暗褐色，毛基部黑色。腹面毛白色、灰白色或灰黄色。尾两色，背面为黑褐色，腹面为沙黄色。四足的背面呈暗色或污白色。繁殖力很强，一年四季都能繁殖，以春、秋两季繁殖率较高，冬季低。孕期 20 天左右，一年可产仔 6～8 胎，每胎 4～7 只。小家鼠危害所有农作物，盗食粮食，危害时一般不咬断植株，只盗食谷穗，受害株很少倒伏。而在居民区内的危害很大，无孔不入，往往啃咬衣服、食品、家具、书籍，其他家用物品均可遭其破坏和污染。同时大量出入于人类的住所，可传播某些自然疫源性疾病。

五、其他

（一）蚤

蚤属于蚤目，是哺乳动物和鸟类的体外寄生虫。全世界记录蚤共2000多种，中国已知有456种。雌蚤体长3mm左右，雄蚤稍短，体棕黄至深褐色。有眼或无眼。全身多刚劲的刺称为鬃。

大多数蚤对宿主选择性不强，若与原宿主脱离，可迅速转移到新的动物体上吸血。因此，它们可以在同种或不同种动物的个体间转移，造成某些疾病的传播流行，如传播鼠疫、流行性出血热、钩端螺旋体病、地方性斑疹伤寒、绦虫病等。

（二）蜱

蜱属于寄螨目、蜱总科。成虫在躯体背面有壳质化较强的盾板，通称为硬蜱，属硬蜱科；无盾板者，通称为软蜱，属软蜱科。蜱大小与体虱相仿，通体叮咬人畜、吸血，能传播多种疾病，如发热伴血小板减少综合征、森林脑炎、蜱媒出血热、斑疹伤寒、Q热、鼠疫等。其危害多在农村，特别是牧区、林区，在城市环境危害较小，但近年来的"宠物热"加剧了其危害。

（马　晓）

第二节　主要病媒生物防制

一、蚊类的防制

（一）环境防治

环境防治是通过环境治理，包括环境改造、环境处理以及改善人类居住条件和习惯，以防止或减少蚊类的孳生繁殖，或减少人类与媒介的接触而避免其侵害。环境防治是蚊类生态学的实际应用，它是根据蚊类的生物学特点，加以利用，从而达到防治目的。

（二）化学防治

化学防治是指使用天然或合成的毒物，以不同的剂型（粉剂、乳剂、油剂、水悬剂、颗粒剂、缓释剂等），通过不同途径（胃毒、触杀、熏杀、内吸等），毒杀或驱走害虫。

（1）室内滞留喷洒 使用残效期较长的触杀杀虫剂，喷洒在室内（住屋或厩舍）蚊类栖息的表面，如墙壁、天花板、衣柜、背面等，使得侵入室内的蚊类，当它们接触这种表面时，就中毒死亡。这是应用最广泛的化学灭蚊方法，多用于防治媒介按蚊。主要是杀灭夜晚进入室内吸血的媒介按蚊，通过这种防治方法，可以减少或切断疟疾的传播。

（2）空间喷洒 与室内滞留喷洒的杀虫方式不同，空间喷洒是通过杀虫器械将杀虫剂喷洒在一定空间，杀虫剂直接接触蚊类体表，将蚊类杀死。这种方法的优点是杀灭速度快，可以在短时间内处理很大面积，适用于登革热和出血热、乙型脑炎等蚊媒病爆发流行时快速灭蚊。空间喷洒包括常规喷洒、超低容量喷洒、热雾喷洒等。在室外一般以热雾喷洒和超低容量喷洒为普遍，热雾喷洒由于穿透力比较强，无须使用高浓度制剂，而在居民区内可以达到快速灭蚊的目的。超低容量喷洒是利用一个超低容量喷头将原药或高浓度制剂分散成为很小的高浓度雾粒，蚊类接触到雾粒中毒。超低容量喷洒适用于大面积紧急处理控制蚊媒病流行的情况。

（3）拟除虫菊酯浸泡蚊帐 蚊帐是最为普通的防蚊工具，蚊类停落在杀虫剂处理过的蚊帐上由于毒杀和兴奋拒避作用，可以解决蚊类隔帐刺叮吸血的问题。

（4）杀灭幼虫 对于尚未清理的孳生地，或无法清除的积水如已经积水的轮胎、防火缸等，可以使用化学杀幼剂进行防治。

（三）生物防治

蚊类生物防治的基本原则就是人为地增加蚊类天敌的数量或种类，打破蚊类和天敌的相对平衡，使其不利于蚊类种群的增长，从而减少和防止蚊类的危害。一般采用的方法有两个：一是增加自然界原有天敌的数量；二是从国外引入或移植新的天敌。目前真正应用到实际并得到比较大范围推广的是细菌杀虫剂（苏云金杆菌和球形芽孢杆菌）和鱼类。

二、蝇类的防制

（一）控制孳生

控制蝇类孳生，首先要了解当地蝇类幼虫的孳生习性。以家蝇为例，其幼虫发育最低温度为7℃，最高温度为43℃，最适宜为30～

35℃。在自然界中孳生物的温度超过45℃时家蝇幼虫即可死亡，而蛹死亡要50～52℃。为此进行孳生物发酵无害化处理时温度是很重要的条件。湿度对家蝇幼虫有较大的影响，相对湿度在60%～80%的基质中可以发现各龄期的家蝇幼虫。当湿度增加到80%以上时，各龄期幼虫数量即大大减少。同时观察到湿度越大，蝇蛹的死亡率越高。在实验室和自然界中观察证明，家蝇幼虫的生长发育需要有氧的环境，任何影响孳生物内气体形成的条件，都会引起家蝇幼虫的死亡。因此可以人为的造成缺氧环境以促进幼虫的死亡。

根据温度、湿度、氧对蝇幼虫孳生的影响，可根据不同情况，对蝇类孳生的控制方法采取以下原则。

1. 孳生物的清除

城镇内每日所产生的蝇幼孳生物质很多，无论是各种粪便（人、畜、兽、禽）、垃圾以及特殊行业的废弃物、下脚料等均应建立清除管理制度，做到及时收集、外运、处理，达到日产日清，无害化处理。还要根据不同季节决定收集、清运和处理的时间，原则上清运时间不应超过当地蝇生活史的一个周期的时间。

2. 孳生物的处理

首先要进行孳生物的隔离，目的是防蝇产卵；造成缺氧环境，使原有卵和幼虫不能发育，原有蝇蛹羽化出的成虫不能生存；产生高温杀死蝇卵、幼虫和蛹。隔离的方法可以采取水封、塑料薄膜严密覆盖、密闭容器和仓室储存、盖土和填充无机垃圾等。

（二）成蝇防制

1. 灭蝇

一般灭蝇的方法可采取捕打、毒杀、笼诱和药物防制。室内施用药物时，一般进行滞留喷洒，可将药物施用于夜间家蝇趋向住宅停息的地方，如墙的边棱、门框或天花板及其下悬的绳索、电灯线等处，不必普遍喷药。居室、饮食店、糕点店等地在做好食品和食具的防护不受污染情况下，使用较易于降解、对人畜安全的杀虫剂，如敌百虫毒饵或拟除虫菊酯类的气雾剂。饲养场、屠宰场、毛骨加工场等特殊行业的多蝇场所则必需在较好环境防制的基础上，使用毒蝇绳、粘蝇胶条、毒饵、停留面施药或滞留喷洒等。

2. 防蝇

具有积极的意义，不仅能防止蝇类污染食物和散布病菌，而且能防止蝇类获得食物和孳生场所，使其无法生存，所以也是蝇类防治工作的一个重要方面。

三、蜚蠊的防制

（一）生态防制

环境治理是一切防治基础，也是巩固防治效果，防止侵入的基础。据调查，环境脏乱、食物和水丰富，栖息场所众多的公寓内的蟑螂比周围卫生状况好的公寓要多 10 倍。环境乱，食物、水丰富，栖息场所众多，会影响防治效果。直接或间接的改变、消除他们赖以生存的条件，破坏虫和环境之间的平衡是防制蟑螂的根本性措施。

（二）物理防制

蟑螂的物理防治是非化学防治中的一种，实用、方便且安全，在很多不能使用化学防治的场合是必不可少的手段，也可与其他方法共同使用，协同发挥作用。常用的物理方法有：人工捕打、诱捕、火焰喷杀、烫杀、冻死、吸捕、电杀等。

诱捕法是物理防治中使用最多的一种方法。它是用诱捕器或粘蟑纸诱捕蟑螂。诱捕法使用安全、方便，适用于家庭、饭店、医院等场所，也可用于商务楼、电脑房等不宜直接喷洒的场所。蟑螂诱捕器有很多种，常用的有：瓶捕、粘捕盒和商品化的塑料捕捉器。

（三）化学防制

虽然用杀虫剂进行的化学防制存在着抗药性和环境污染问题，但由于见效快，使用方便以及适于大面积应用等优点，因此仍是迄今最有效的灭蟑方法。喷洒杀虫剂是化学防制中使用最普遍的一种方法，它分成以下几种：

1. 接触喷洒

常用喷射剂、气雾剂直接对蟑螂虫体进行喷洒。接触喷洒通常无持效作用，不能达到彻底有效控制，常用于家庭和小范围侵害不严重场所。

2. 屏障喷洒

这种方法是在蜚蠊栖息场所周围，用长效药物，形成 10～30cm 宽的屏障封闭带，采用剂型有涂抹剂、可湿性粉、胶悬剂、微胶囊，使外出活动的蟑螂爬经屏障药带而触毒死亡。

3. 滞留喷洒

这是使用最多的一种方法，即在蟑螂经常出没的活动场所，喷洒持效性药物，常用剂型有可湿性粉剂、胶悬剂、微胶囊，用背负式压力喷雾机，调节喷头，使药流成直线对准缝隙将药剂直接射入。喷洒时，气不宜打得太足，防止药液飞溅，线型喷洒喷量为 40ml/m 缝，滞留喷洒喷量为为 40ml/m^2。

4. 超低容量喷洒

此方法用于灭蟑，虽有功效高，能在短时间内处理较大面积，但蟑螂为爬虫，栖息于缝隙，药剂难以渗入缝内，一般防治效果不佳。药效十分短暂，所以在蟑螂防治中只能与其他防治方法（滞留喷洒、毒饵等）结合使用，不宜作为单一的防治措施。

5. 毒饵

毒饵因使用方便而颇受欢迎，是家庭、机关、办公室、学校灭蟑的一种好方法。具有简便、有效、价廉的特点。蟑螂毒饵有很多剂型，主要有水剂、片剂、颗粒、糊剂，毒饵所使用的有效成分也很多，常用的有：乙酰甲胺磷、敌百虫、硼砂、残杀威、氟虫胺、伏蚁腙、咪蚜胺、全氟锌基硫酸锂等以及这些药物的复配形式。一种理想毒饵要求有效、防霉、防潮、有较好引诱率，利于工业化生产。毒饵投放要求：量少点多，要求达到一定的覆盖率、到位率和保留率。在使用中，应考虑在不同的栖息环境下，使用不同剂型的毒饵，如夏季干热用水剂毒饵，商务楼、电器设施使用胶饵和糊剂。

6. 喷粉

粉剂能很好透入缝隙、空洞、夹缝、冰箱、货架等设施下层和人不易接近的密闭场所。粉剂效长于滞留喷洒，但在潮湿环境迅速失效，因此在我国北方使用多于南方。喷粉影响美观，人畜触摸地方不够安全，因此使用上受到限制。能很好地透入缝隙、水箱等，适合不易接近的密闭场所，而且持效。

粉剂中常用的有效成分有硼砂粉、各类拟除虫菊酯类药剂。使用时注意粉量要小、薄，过多会驱走蜚蠊。此外缓释性灭蟑药物剂型还有药笔、漆、胶等。

7. 烟雾剂

它是将杀虫有效成分与可燃物质（锯木、炭木、硫磺等）、助燃剂

（硝酸钠、氯酸钾）、降温剂（氯化碳、硫酸氨）配制而成，点燃后杀虫剂迅速蒸发气化或升华成为许多微小颗粒，所用的杀虫剂可以是固体杀虫剂或是液体药剂。前者生成气溶胶为烟，后者生成气溶胶为雾。烟雾颗粒直径 $0.3 \sim 2\mu m$，比表面积大，杀虫效果好，能透入喷粉和喷洒，不能到达的空间角落。烟雾除有触杀作用外，还有熏蒸作用，施放烟剂有大型的烟雾发生器。

8. 熏蒸剂

熏蒸剂是一种能够在室温条件下气化，并以其气体毒杀害虫与微生物的化学药剂。熏蒸剂毒杀害虫主要作用于呼吸系统，降低呼吸率，导致害虫中毒死亡。熏蒸杀虫的特点不仅能杀灭暴露害虫，也能杀灭潜藏害虫。它使用方便，作用迅速，效力强，兼具消毒、杀虫、灭鼠的作用。熏蒸剂一般毒性较大，使用时要注意安全，目前主要用于防治仓储害虫。

9. 生物杀虫剂和生物源杀虫剂

所谓生物防治是指利用其他生物（天敌）或其代谢物来防治一种害虫，前者以生物本身作为杀虫剂，称为生物杀虫剂，后者由活的生物自身产生的化学物质作为杀虫剂称为生物源杀虫剂。

四、鼠类的防制

（一）器械灭鼠

包括使用专门捕鼠器（如鼠夹）以及使用家俱、石块等。使用捕鼠工具，一般应注意掌握鼠情，选好工具，正确使用（包括合适的布放地点、时间等），适当更换品种，捕鼠后妥善处理等。

（二）毒饵灭鼠

包括用急性、慢性灭鼠剂以及不育剂等加到鼠类爱吃的诱饵中灭鼠。除一般毒饵外，还可制成毒粉、毒糊、毒液等。通常，只需服药一次即可显效的叫急性灭鼠剂（单剂量或速效灭鼠剂），需服药多次效果才显著的叫慢性灭鼠剂（多剂量或缓效灭鼠剂），它们之间在使用方面的差别，是由其作用特性所决定的。

根据我国有关规定，凡未经主管部门认可登记的药物，均不得用于灭鼠。故除早已禁用的氟乙酰胺外，氟乙酸钠、毒鼠强、鼠立死等亦不可使用。目前，我国获得登记或临时登记的灭鼠药物有：磷化锌、C型肉毒毒素（以上为急性药）、敌鼠钠、杀鼠迷、杀鼠灵、氯敌鼠、溴敌隆、大隆和杀它仗等。

1. 磷化锌

毒力中等，选择性不强，价格低廉，适口性好，首次使用效果较好，可以出现二次中毒，作用快，人不易误食中毒，分解较快，不污染环境，易引起拒食，不易产生耐药性，无特效解毒药，误食后应立即催吐、洗胃，尽快送医院治疗。

2. C 型和 D 型肉毒毒素

C 型肉毒梭菌产生的高分子蛋白，麻痹神经。它怕光怕热，易分解。对鼠毒力较强，对人比较安全。适口性好，分解较快，不污染环境。因作用慢，较少引起鼠类拒食。

3. 敌鼠钠

慢性毒力远高于急性，对禽毒力较弱，不经皮肤吸收，一般宜连续投药，适口性较好，较难引起拒食，效果较好，作用慢，可出现抗药性，解毒方法很有效。不易二次中毒和误食中毒，不易污染环境。

4. 杀鼠迷

慢性毒力高于急性，不经皮吸收，适口性好，效果好，对于抗性鼠有一定效果。对有些鸟有一定的危险性。靶谱广。

5. 杀鼠灵

慢性毒力远高于急性，适口性好，甚安全，对小家鼠效果稍差，对于抗性鼠效果差。价格较低。宜连续投饵。

6. 氯敌鼠

急性毒力也强，靶谱广，油溶，适口性较好，使用浓度低，可用于野外和室内，安全性一般。

7. 溴敌隆

急慢性毒力均强，适口性好，靶谱广，对于抗性鼠有效，价格稍贵。可间断投毒，室内、外均可使用。

8. 大隆

慢性毒力很强，急性毒力也强，选择性不高，不经皮肤吸收，适口性好，靶谱广，作用慢，效果好，不易二次中毒，解毒方法好，能消灭现有的抗性鼠。价格贵。

9. 杀它仗

主要特性和大隆近似，急、慢性毒力均强。尚未过专利期，国内未生产。目前所用多为进口的腊块毒饵，价格高。

灭鼠剂的主要作用方式是制成毒饵、毒液等，诱鼠食入，也可制成毒粉、毒糊等，设法黏附鼠体，待其清理毛时食入。毒饵的投放地点，家屋内可放在洞口或活动场所。使用灭鼠剂应统一行动，灭鼠后及时处理残饵及死鼠，以清除后患。

（三）熏蒸灭鼠

有两种类型：一类是各种化学熏蒸剂，另一类是烟剂。它们的共同特点是：有强制性，作用快，一般情况下对非靶动物安全，不需诱饵，但支出多，工效低，对有些鼠种效果较差。

（四）生物灭鼠

包括两方面的内容，其一是利用猫、鹰、狐、蛇等鼠的天敌，另一是利用病原微生物，都属于生物防治。它们的共同特点是不造成公害，近年来颇受重视。不过，由于存在不少问题，只能作为辅助手段。

五、蚤类的防制

蚤类防治的对象应该是能够传播疾病和叮人吸血的蚤种。要消灭某一地区的蚤媒病，防治蚤类的危害。首先要了解该地区的蚤种组成、生活习性、繁殖场所、宿主关系、季节消长以及该蚤种所传疾病的流行季节等，才能作到有的放矢，结合实际抓住灭蚤时机，在蚤类的繁殖季节和所传疾病的流行季节之前灭蚤；在蚤类的繁殖和栖息场所，如在其宿主洞穴和其经常活动的地方灭蚤；以取得良好的防治效果。

（一）环境防制

环境防制是根本性措施。要长期开展爱国卫生运动，保持环境卫生，包括个人和居室卫生，家畜的窝巢要远离人的居室，畜体要经常灭蚤，保持清洁，勤换垫草，彻底消灭蚤类的孳生场所。灭蚤工作必须与灭鼠工作相结合，同时在疫区应该注意在灭鼠的同时要灭蚤，否则鼠死后，蚤另寻宿主，增加人畜感染的危险。

在注意生态平衡的原则下，对自然疫源地的环境进行改造如植树造林、开荒种田、新修水利等，以便彻底清除啮齿动物和其寄生蚤的生存环境。

（二）化学防制

化学防制是紧急处理的手段，也是当前蚤类防治的重要措施之一。

多使用低毒高效速杀的拟除虫菊酯类，如溴氰菊酯和氯氰菊酯等；同时某些有机磷类药物如敌敌畏，由于其杀虫效果好，仍然在某些外环境的处理中使用。昆虫生长调节剂，对人畜无毒且无公害已有在灭蚤中使用的报道。

六、蜱类的防制

（一）环境防制

1. 野外灭蜱

自然界中，林区、山地、草原、灌丛都是蜱类生活的主要场所，对于自然界中的游离蜱，可采用局部火烧或化学防治等方法灭除。在草原地区，采取牧地轮换制，也能消灭一部分蜱。野生动物如啮齿类等是蜱的主要宿主，应采取措施加以消灭。

2. 室内灭蜱

寄生家禽或家畜的蜱，有时也侵入人房，对人危害。对于室内这些蜱的防治，首先要消灭来源，禽畜的舍窝应远离人房，并经常打扫干净，墙面缝隙也要抹平。同时，禽畜的舍窝和活动处所要进行喷药。

3. 消灭牲畜体上的蜱

宜采用高效低毒的杀虫剂，施药时间应根据各种蜱的寄生季节而定。一般在春季蜱类开始活动，牲畜容易受到侵袭，应注意及时防治。人工刷抹或采摘也能消除蜱。在蜱的活动季节，最好每天刷抹畜体各部，检查时要注意寄生的主要部位，如头部、颈部、腹部、股内侧、尾根等处。同时注意厩舍灭蜱，蜱常隐伏在墙壁、饲料槽、棚木的裂缝内。堵塞畜厩内所有缝隙和洞孔后，对蜱的生活和繁殖造成不利条件。地面的石块、砖瓦、乱草等也要完全清除。蜱类严重发生的畜厩或棚圈，必要时暂时封闭，可使用烟剂熏杀。

（二）化学防制

蜱类栖息及越冬场所可喷洒敌敌畏、马拉硫磷、杀螟硫磷等药剂防治，效果较好。常用药剂如二二三、林丹、马拉硫磷、二嗪农、敌敌畏等，对蜱类毒杀作用明显，可按各种药剂的常用浓度和剂量使用。

（三）个人防护

进入有蜱地区要穿五紧服，长裤长靴，戴防护帽。领口、袖口和裤腿要扎紧，头用布包紧或戴帽，穿长袜和长靴。在领口、袖口、裤脚等处喷涂0.2%敌百虫水溶液或0.5%除虫菊乙醇溶液，有一定驱杀作用。颈、手等外露体表，可涂抹避蚊胺或邻苯二甲酸二甲酯等驱避剂。在蜱媒病流行地方和季节（如东北林区的森林脑炎）野外工作人员休息时，要彼此脱衣互相检查，离开时应相互检查，及时除掉侵袭的蜱，勿将蜱带出疫区。就寝前也要脱去内衣，仔细检查。

（马　晓）

第十一章　营养卫生与职业病防治

第一节　营养与食品安全

一、营养

（一）概述

人体获得和利用食物的过程称为营养。营养是保证人体正常生长发育，进行各种生理活动的重要因素。营养素是指能被人体吸收，供给热能，构成机体组织和调节生理功能，为机体进行正常代谢所必需的物质。人体所需要的营养素有蛋白质、脂肪、糖、维生素、矿物质和水。营养素通常来自于食物，但任何一种食物不可能包含人体所需的各种营养素，各种食物中的营养素的种类和含量也不相同，而任何一种营养素也不具备其他各种营养素的功能，因此人体需要从多种食物中获得所需要的各种营养素。

（二）特殊人群营养

1. 婴幼儿

（1）婴幼儿合理膳食

母乳喂养优点：营养成分合理且高于其他代替品。母乳蛋白中乳清蛋白利于消化吸收，氨基酸构成比例合理，含有乳脂酶帮助脂肪消化吸收，乳糖含量高于牛乳，且有利于钙的吸收，维生素含量高且成分多，钙、磷含量比例适当，含有多种免疫因子如免疫球蛋白、人乳溶菌酶、乳酸杆菌生长因子和特异抗感染因子等。母乳不易发生过敏，母乳喂养有利于母亲的产后康复，方便、经济等。

辅食添加：母乳或牛乳虽然是婴儿良好的营养食品，但当婴儿逐渐长大，母乳或牛乳中的营养素，便不能满足婴儿不断生长发育的需要。以母乳为例，其所含的营养成分基本能满足 6 个月内婴儿正常生长的需要，但 6 个月以上的婴儿如单纯吃母乳，则有可能出现热能和营养素相对的不足，引起生长发育速度减慢。1 岁左右的婴儿如单吃母乳，个别小儿甚至会出现营养不良，因此必须及时为小儿添加辅食。

辅食添加原则：从单一到多样，一次只添加一种新食物，隔几天之后再添加另一种。万一宝宝有过敏反应，您便可以知道是由哪种食物引起的了；辅食质地由稀到稠，首先给宝宝选择质地细腻的辅食，有利于宝宝学会吞咽的动作。随着时间推移，逐渐增加辅食的黏稠度，从而适应宝宝胃肠道的发育；辅食添加量由少到多，待宝宝习惯了新食物后，再慢慢增加分量；辅食制作由细到粗，开始添加辅食时，为了防止宝宝发生吞咽困难或其他问题应选择颗粒细腻的辅食，随着宝宝咀嚼能力的完善，逐渐增大辅食的颗粒。

2. 儿童

3～6岁儿童的膳食应注意食物品种的选择与变换，食物软硬适中，温度适宜，色香味型要引起儿童注意，培养儿童良好的膳食习惯，不挑食、不偏食等，重视早餐，尽量吃饱吃好，午餐、晚餐供能比例宜各占35％。

3. 青少年

青少年单位体重的营养素的需要及能量需要高于一般成年人。青少年的能量消耗大，蛋白质需求高，膳食安排坚持谷类为主；避免脂肪摄入过多；同时搭配大豆或豆制品发挥蛋白质互补作用；部分动物性食物营养素丰富，应轮流选用。

4. 孕妇

（1）孕早期膳食　胚胎细胞分化增殖和组织器官形成阶段，合理调配膳食，预防营养缺乏。

（2）孕中期膳食　胎儿生长速度加快，孕妇胃口好转，但应注意选择合理的膳食搭配，均衡营养。

（3）孕后期膳食　胎儿生长最快，注意补充微量元素，避免饮酒和长期大量喝咖啡等。

5. 中年人

控制总热量，避免肥胖，保持适量蛋白质，适当限制糖类，饮食要低脂、低胆固醇，多吃含钙丰富的食物，注意食用防癌食物，少食盐。谷类以粗粮为主，每周吃鱼类2～3次。豆类含多种氨基酸，对人体极其重要，坚果可预防动脉粥样硬化，藻类可软化血管，能预防冠心病、脑动脉硬化、肿瘤和老年痴呆症等，宜多吃水果蔬菜。

6. 老年人

注意补充高钙、高磷、高维生素 D、高蛋白质食物，戒烟酒等，以预防骨质疏松症。同时应注意增加蛋白质供给，维生素的平衡与摄入相应量的微量元素与无机盐，以预防老年痴呆症。建议多吃纤维素含量高、泛酸含量高的食物，结合食疗来解除和预防便秘。

二、食品安全

《中华人民共和国食品安全法》由中华人民共和国第十一届全国人民代表大会常务委员会第七次会议于 2009 年 2 月 28 日通过，自 2009 年 6 月 1 日起施行。

食品指各种供人食用或者饮用的成品和原料以及按照传统既是食品又是药品的物品，但是不包括以治疗为目的的物品。食品安全是指食品无毒、无害，符合应当有的营养要求，对人体健康不造成任何急性、亚急性或者慢性危害。

食品（食物）的种植、养殖、加工、包装、贮藏、运输、销售、消费等活动符合国家强制标准和要求，不存在可能损害或威胁人体健康的有毒有害物质以导致消费者病亡或者危及消费者及其后代的隐患。生产不符合食品安全标准的食品或者销售明知是不符合食品安全标准的食品，消费者除要求赔偿损失外，还可以向生产者或者销售者要求支付价款十倍的赔偿金。

三、食源性疾病

（一）概述

食源性疾病是指通过摄食进入人体内的各种致病因子引起的、通常具有感染性质或中毒性质的一类疾病。食源性疾病包括最常见的食物中毒、食源性肠道传染病、食源性寄生虫病、食源性变态反应性疾病、暴饮暴食引起的急性胃肠炎、酒精中毒，以及由食物中有毒、有害污染物引起的中毒性疾病。

（二）食物中毒

1. 定义

指摄入含有有毒有害物质的食品或把有毒有害物质当作食品摄入后所出现的非传染性（不属于传染病）急性、亚急性疾病。食物中毒属于食源性疾病，但不包括已知的肠道传染病（如伤寒、病毒性肝炎等）和寄生虫病、食物过敏、暴饮暴食引起的急性肠胃炎，也不包括慢性中毒。

2. 分类

（1）细菌性食物中毒 指人们摄入细菌性中毒食品而引起的食物中毒。特点：由于食品在生产、加工、运输、贮存、销售等过程中被细菌污染，细菌在食品中大量繁殖并产生毒素造成。

感染型：因病原菌污染食品并在其中大量繁殖，随同食品进入机体后，直接作用于肠道而引起的食物中毒，如：沙门菌食物中毒和链球菌食物中毒等。

毒素型：由致病菌在食品中产生毒素，因食入该毒素而引起食物中毒，如葡萄球菌毒素和肉毒梭状芽孢杆菌毒素等。

混合型：某些致病菌引起的食物中毒是致病菌的直接参与和其产生的毒素的协同作用，因此称为混合型，如副溶血性弧菌引起的食物中毒。

（2）真菌性食物中毒 食入真菌性中毒食品而引起的食物中毒。真菌在谷物或其他食品中生长繁殖并产生有毒的代谢产物即真菌毒素，人们食用了这种含毒性物质的食物即可发生食物中毒。真菌毒素稳定性较高，用一般的烹调方法加热处理不能将其破坏。

（3）动物性食物中毒 食入动物性中毒食品而引起的食物中毒。中毒发病率和病死率因动物性食品种类而有差异，有一定的地区性。

（4）植物性食物中毒 食入植物性中毒食品而引起的食物中毒。中毒季节性、地区性比较明显，多分散发生，发病率比较高，病死率因植物性中毒食品种类而异。

（5）化学性食物中毒 化学性食物中毒发生的几率相对较少，但发病率及死亡率较高。地区性、季节性不明显。

3. 发病特点

（1）潜伏期短，发病急剧，短时间内可能有多数人同时发病。

（2）中毒病人一般具有相似的临床表现，常出现如恶心、呕吐、腹痛、腹泻等消化道症状。

（3）病人在近期内都食用过同样食物，发病范围局限在食用该种有毒食物的人群，一旦停止食用这种食物，发病立即停止。

（4）人与人之间不直接传染，发病曲线呈现突然上升又迅速下降的趋势，一般无传染病流行时的余波。发病的潜伏期和中毒特有的表现，对食物中毒的诊断有重要意义。

4. 医学处理

当发生食物中毒时，千万不能慌张，为防止呕吐物堵塞气道而引起窒息，应让病人侧卧，便于吐出胃内残留的食物。在呕吐时不要让病人喝水或吃食物，以免发生呛咳，但在呕吐停止后需马上补充水分。用塑料袋留好呕吐物或大便，带着去医院检查，有助于诊断。不要轻易地给病人服止泻药，以免贻误病情。如腹痛剧烈，可取仰睡姿势并将双膝变曲，有助于缓解腹肌紧张，减少疼痛，腹部盖毯子保暖，这有助于血液循环。如果出现脸色发青、冒冷汗和脉搏虚弱等休克症状时，要马上送医院。出现抽搐、痉挛症状时，马上将病人移至周围没危险物品的地方，并取来筷子，用手帕缠好塞入病人口中，以防止咬破舌头。

5. 食物中毒的调查处置

（1）了解中毒发生的时间、经过情况、中毒人数及严重程度，初步确定引起中毒的可疑食品。详细询问中毒患者在发病当天与前两天所吃食物，筛出全部患者均吃过而健康者未吃过的食物，确定可疑食品。在初步确定可疑食物的基础上封存一切剩余的可疑食物，禁止出售或食用。

（2）查明患者的发病时间及主要临床表现，积极抢救、治疗病人，促使毒物尽快排出，并采取对症处理和特效治疗。

（3）对可疑食品的剩余部分，病人的吐泻物及其他可疑物品应采样送检。采样后应避免发生变质和再污染，细菌样品应在无菌条件下采样和低温下保存运送，有挥发性样品更应注意密封，样品中不得加入防腐剂。并根据中毒症状及可疑原因提出检验重点和目的，力求缩小检验范围。

（王群利）

第二节 职业病防治

一、常见职业病防治知识

（一）尘肺病

1. 尘肺病的类别

尘肺病是在职业活动中由于长期吸入生产性粉尘并在肺内潴留而引

起以肺组织弥漫性纤维化为主的全身性疾病。

我国《职业病目录》规定的职业病名单中列出的法定尘肺病有 13 种：矽肺、煤工尘肺、石墨尘肺、碳黑尘肺、石棉尘肺、滑石尘肺、水泥尘肺、云母尘肺、陶工尘肺、铝尘肺、电焊工尘肺、铸工尘肺、根据"尘肺病诊断标准"和"尘肺病理诊断标准"可以诊断的其他尘肺。矽肺和煤工尘肺是我国目前发病人数最多的尘肺病。

2. 尘肺病患者的临床表现与治疗

尘肺病患者的临床表现主要有咳嗽、咯痰、胸痛、呼吸困难四大症状，此外一些病人可有喘息、咯血以及某些全身症状。

尘肺病目前尚无特效治疗药及根治办法，主要是综合治疗，即在用药治疗的同时积极对症治疗，预防并发症，增强营养，生活规律化，进行适当的体育锻炼。

（二）铅中毒

1. 铅对人体的危害

铅对人体无任何生理功能，反而会产生多种不良影响。铅对全身各系统和器官均有毒性作用，主要累积造血、神经、消化、肾脏系统。除此之外对生殖系统及儿童的生长发育有一定的毒作用。

2. 铅中毒的预防措施

接触铅的工人应穿工作服，不得穿工作服进食堂、宿舍和其他场所。饭前要用肥皂洗手，下班后淋浴更衣，不将工作服同家庭装放一起清洗。不在车间内吸烟进食。车间铅尘浓度高时，应带防尘口罩。

（三）镉中毒

1. 镉对人体的危害

（1）急性中毒　短期内吸入新产生的含镉烟雾，经数小时潜伏期后，可出现头晕、头痛、乏力、鼻咽部干燥、咳嗽、胸闷、四肢酸痛、寒战发热等类似金属烟热症状，并可伴有肺功能的明显改变，一般数日内可痊愈。

（2）慢性中毒

①肾脏损害　早期主要表现为近段肾小管重吸收功能障碍，继之，高分子量蛋白亦可因肾小球损害而排泄增加。晚期由于肾脏结构的损害，可引起慢性间质性肾炎。

②肺部损害　有肺气肿、慢性阻塞性肺病和肺纤维化等类型。

③骨骼损害　严重慢性镉中毒患者在晚期可出现骨骼损害，表现为骨质疏松、骨软化和自发性骨折。患者自觉背部和四肢疼痛、行走困难。

2. 镉中毒的预防措施

预防镉中毒的关键在于严格控制镉源、镉毒排放和消除镉污染源。冶炼和使用镉的生产过程应有排除镉烟尘的装置，并予以密闭化。镀镉金属板在高温切割和焊接时，必须在通风良好的条件下进行，操作时戴防毒面具。做好就业和定期体检。各种肾脏疾病、肝脏疾病、慢性肺部疾病、贫血、高血压病和骨软化症应列为职业禁忌证。

（四）苯中毒

1. 苯对人体的危害

短时间吸入大量苯蒸气可引起急性苯中毒，主要表现为中枢神经系统的症状。在重症起初有流泪、咽痛、咳嗽等黏膜刺激症状，随后出现头痛、头晕、恶心、呕吐、兴奋、神志恍惚、步伐蹒跚等酒醉状态。

慢性苯中毒主要损伤人体的造血系统和神经系统。慢性苯中毒的血常规异常以白细胞减少最常见，主要为中性粒细胞减少，而淋巴细胞相对增多（实际绝对数也减少），晚期可出现再生障碍性贫血。神经系统最常见的表现为神经衰弱综合征，如头痛、头晕、记忆力减退、失眠、乏力等，也可有自主神经功能紊乱的现象。

2. 苯的职业禁忌

以下人员不能从事接触苯的作业：血细胞计数低于正常参考值：白细胞计数低于 $4.5 \times 10^9/L$；血小板计数低于 $8 \times 10^{10}/L$；红细胞计数男性低于 $4 \times 10^{12}/L$，女性低于 $3.5 \times 10^{12}/L$ 或血红蛋白定量男性低于 120g/L，女性低于 110g/L。造血系统疾病，如各种类型的贫血、白细胞减少症和粒细胞缺乏症、血红蛋白病、血液肿瘤和凝血障碍疾病等；脾功能亢进；严重的全身性皮肤病；月经过多或功能性子宫出血。

（五）一氧化碳中毒

1. 一氧化碳对人体的危害

早期表现为头痛、头晕、眼花、恶心、心慌、四肢无力等，严重中毒者可昏迷、死亡。一氧化碳中毒后，如果中毒患者能及时得到抢救，大多数能够恢复正常。但部分中毒者在恢复正常后，经过一段时间（2～60天），又出现了一系列神经精神症状，如少语、痴呆、记忆力严重减退、无故傻笑或行为失常，有的病人还表现为四肢肌肉发紧、手颤、步态不稳等，都是迟发型脑病的表现。

2. 一氧化碳中毒的预防

一氧化碳中毒多是由于疏忽大意造成的，因此提高警惕、预防为主十分重要。在生产场所中应加强自然通风，防止输送管道和阀门漏气。有条件时，最好安装煤气报警器。严格遵守操作规程，充分通风后才能进入工作。在一氧化碳浓度较高的环境中，必须使用供气装备进行工作。

（六）农药中毒

1. 农药中毒的急救

（1）生产和使用农药时发生了农药中毒，要尽快将中毒病人脱离污染的现场至阴凉通风的场所。同时，立即脱去病人被污染的衣物，用肥皂水或流动清水反复清洗被污染的皮肤、毛发等部位。

（2）对于口服中毒的病人，如果神志清醒，可立即给病人催吐（将食指或中指尽可能伸入病人喉咙深部，即可达到催吐目的），但神志不清的病人和学龄前的幼儿不宜进行催吐。

（3）对于神志不清的中毒病人，要将病人的头部偏向一侧，防止呕吐后发生误吸，并注意给病人保暖。

（4）中毒病人要尽快就近送到医院，不要在现场和家中耽搁时间，也尽量不要贪图医院救治条件，将病人送往离现场很远的医院，以免在途中发生意外。

2. 常见农药中毒的解毒药物

（1）有机磷酸酯类杀虫剂可使用抗胆碱药物（阿托品、长托宁等）和胆碱酯酶复能剂（氯解磷定、碘解磷定等）。

（2）氨基甲酸酯类杀虫剂中毒可使用抗胆碱药物（阿托品）。

（3）有机氟类杀鼠剂中毒可使用乙酰胺。

（4）抗凝血类杀鼠剂中毒可使用维生素 K_1。

3. 农药中毒的预防

（1）配制药液或使用农药拌种时，最好要戴防护手套，并注意检查防护手套是否有破损。如果手上不小心沾染了一些农药，要立即用肥皂水反复清洗。

（2）夏天，喷洒农药最好在早晨和傍晚进行，喷洒时要穿戴长袖上衣和长裤，并穿胶鞋和戴口罩，喷洒完毕后立即更换衣物，并将更换下的衣物用肥皂清洗，同时洗手、洗脸，有条件最好洗澡。

（3）喷洒时，不要逆风向作业，也不要人向前行左右喷药，更不要多人交叉站位近距离喷药。

（4）老人、儿童、孕妇和哺乳期妇女容易发生中毒，不要进行施药作业。

（5）家中的农药要妥善保存，放在儿童接触不到的地方。

（6）室内喷洒农药后，在人进入前要先开窗通风一段时间。

（7）不要在放置食物和餐具的地方和儿童玩具、床铺上喷洒农药。

（8）喷洒完农药的器具要及时清洗，安全保存，避免让儿童拿到，更不要让儿童当作玩具玩耍。

（9）贮存农药的地方要远离食物贮存地或水源，以避免污染食物和水。

（10）室内熏蒸农药时，要紧闭门窗，并有人看守，避免其他人贸然进入发生中毒。

二、职业健康检查

用人单位组织劳动者进行职业健康检查，应委托有相应资质的体检机构，并按体检机构要求提供劳动者相关信息清单，并与体检机构签订职业健康检查服务合同书或协议书。体检机构应根据用人单位提供的劳动者所接触职业病危害因素类别，按《职业健康监护管理办法》中规定的职业健康检查项目及周期，确定其体检项目，提供职业健康检查表，并告知具体体检日期和注意事项。

体检机构发现有疑似职业病的，应在5个工作日内将检查结论和处理意见通知用人单位和劳动者，出具疑似职业病通知书。同时，体检机构还应填写疑似职业病报告单，向用人单位所在地卫生行政部门报告。

职业健康检查结束后，体检机构应于30日内将职业健康检查报告书及职业健康检查表交用人单位签收。有特殊情况需要延长的，应当说明理由，并告知用人单位。

三、职业病诊断与鉴定

申请职业病诊断可向用人单位所在地或本人居住地的职业病诊断机

构，包括用人单位所在地或本人居住地的本县（区）、本县所在市和省的任何职业病诊断机构提出申请。

职业病诊断应当由用人单位或劳动者（以下统称当事人）及其代理人提出职业病诊断申请，填写职业病诊断申请表，并提交下列职业病诊断所需材料：职业史证明、职业健康监护档案复印件、职业健康检查结果、工作场所历年职业病危害因素检测、评价资料、劳动关系证明材料、既往史和劳动者身份证复印件。

当事人应对其提交材料的真实性和正确性负责，并承担相应的法律责任。其中职业健康监护档案，工作场所历年职业病危害因素检测、评价资料用人单位负举证责任。

四、职业病危害因素网络报告

（一）监测对象

在职业活动中接触粉尘、有毒有害物质等因素的劳动者。农药中毒病例是指在农业生产活动中使用农药而引起中毒的患者和由于误服、有意接触农药的患者（不包括食物农药残留超标和属于刑事案件的中毒患者）。

（二）监测内容

包括职业病危害事故监测、常规监测、主动监测，依据不同的监测类型确定监测点。

1. 职业病危害事故监测

监测点为首诊急性职业病危害事故患者的医疗卫生机构。《职业病危害事故调查处理办法》按危害程度将职业病危害事故分为一般事故、重大事故和特大事故。属于突发公共卫生事件报告标准和范围的职业病危害事故，还应按突发公共卫生事件应急管理的要求，进行实时报告和信息监测。

2. 常规监测

凡符合《职业病防治法》所规定的产生职业病危害的用人单位、依法从事职业病防治活动的医疗卫生机构、职业卫生技术服务机构和急性职业中毒、农药中毒患者首诊的医疗卫生机构，均为法定职业病常规监测点。包括职业病监测、农药中毒监测、有毒有害作业工人健康监护、作业场所职业病有害因素强度或浓度监测。

3. 主动监测

根据需要在监测点对作业人群的劳动条件、健康监护（包括职业健康检查表）、职业病有害因素和职业人群健康影响等信息进行连续、系统的监测、收集、汇总、分析、管理和评价，为预防、控制职业病提供有针对性的干预措施。

（三）报告单位

1. 用人单位信息由区疾病预防控制中心负责填报。

2. 急性职业病（主要是急性职业中毒）、急性农药中毒由首诊医疗卫生机构负责填报《职业病报告卡》（限于急性职业病内容）和《农药中毒报告卡》。

3. 依法从事职业病诊断的医疗卫生机构负责填报《尘肺病报告卡》、《职业病报告卡》、《农药中毒报告卡》。

4. 各类职业病死亡病例由出具死亡证明的医疗单位报告用人单位，由用人单位（包括在医院外的死亡病例）向区疾病预防控制中心报告，由后者填写相应报告卡上报。

5. 依法取得职业健康检查资质的医疗卫生机构以厂为统计单位，填报《有毒有害作业工人健康监护卡》。

6. 依法取得资质的职业卫生技术服务机构以厂为统计单位，填报《作业场所职业病危害因素监测卡》。

（四）报告方式

职业病危害因素监测是健康危害因素监测的组成部分，依托于"中国疾病预防控制信息系统"对各接口授权确定资格，进行网络直报。根据属地化管理原则，以各类责任报告单位为直报口，实行一次性网络直报、逐级审核、确认的分级管理制度。不具备网络直报条件的责任报告单位应尽快达到网络直报要求。在此之前，应按各类报告卡报告时限要求，报送属地疾病预防控制中心，代其进行网络直报。

（王群利）

第十二章 死因监测

死因监测，即居民病伤死亡原因监测，是公共卫生监测的内容之一。开展死因监测工作，可以对各种疾病和有关健康问题进行国际疾病分类（简称ICD）。从死因监测中产出的期望寿命、婴儿死亡率等卫生指标，反映了当地社会经济发展的状况，它是国家间、地区间、城市间进行比较的重要指标。

所谓ICD就是在首先满足统计需要的前提下，按照疾病的原因、解剖部位等特点对疾病给予归纳和概括的方法。ICD是国际间进行卫生统计信息交流的一种共同语言。

第一节 死因监测方法与内容

一、死因监测

本节内容以省级信息化平台（省级信息系统）为例，进行死因监测方法的介绍。若无省级信息系统，监测方法与时限可根据各地情况参照执行。

（一）死亡个案收集方法

1. 在各级医疗机构（尤其是县级以上医疗机构）发生的死亡个案，由医疗机构填写《居民死亡医学证明书》，并通过《中国疾病预防控制信息系统，死因登记报告信息系统》执行网络直报，当地疾病预防控制中心每月定期下载数据，导入省级信息系统。

2. 由各县（市、区）疾病预防控制中心安排布置，每月通过村（居委会）的公共卫生信息联络员、妇女主任、村医等了解死亡名单，进行核对，发现漏报则入户调查，补填《居民死亡医学证明书》。

3. 由各县（市、区）疾病预防控制中心安排布置，每月去乡镇（街道）派出所和（或）户证中心获取死亡的注销户口名单和死亡火化证明名单，进行核对互补，发现漏报则入户调查，补填《居民死亡医学证明书》；

4. 由各县（市、区）疾病预防控制中心安排布置，每月去殡仪馆获取所有（含本地户籍和非本地户籍）火化死者名单，进行核对，发现漏报则入户调查，补填《居民死亡医学证明书》。

5. 由各县（市、区）疾病预防控制中心安排布置，每年从各有关医疗机构抄录所有新生儿死亡名单（包括出生后有生命体征后死亡的婴儿），并对有关人员进行面访核实新生儿死亡情况，发现漏报则由医疗机构补填《居民死亡医学证明书》。

6. 由各县（市、区）疾病预防控制中心安排布置，每年与妇幼保健机构核对互补所有5岁以下儿童（含本地户籍和非本地户籍）死亡名单，发现漏报则入户调查，补填《居民死亡医学证明书》。

（二）报告程序和时限

1. 凡在各级医疗机构（尤其是县级以上医疗机构）死亡的所有病例，由医疗机构负责填写《居民死亡医学证明书》（简称死亡卡片），在24小时内向本单位防保科上报；防保科在7天内完成对卡片的审核，并通过《中国疾病预防控制信息系统》平台上的《全国死因登记报告信息系统》进行网络直报，定期把纸质死亡卡片寄给医疗机构所在地的县（市、区）疾病预防控制中心。

非医疗机构死亡的外省户籍死亡病例，由乡镇（街道）、村卫生室（社区服务站）医生通过面访家属和知情人后，填写《居民死亡医学证明书》；防保科医生对上报的《居民死亡医学证明书》审核后，合格的卡片在填报30天内录入"中国疾病预防控制信息系统，死因登记报告信息系统"。

县（市、区）疾病预防控制中心每个工作日需上网对辖区内医疗机构报出的死亡信息进行审核，对于核实无误的《死亡医学证明书》，应于7天内通过网络审核确认。已审核确认的报告信息，如发生变更或修订，应由填报单位及时报告县区疾病预防控制中心，由后者负责订正。县（市、区）级疾病预防控制中心每月25日定期下载已审核通过的数据，导入省级信息系统。

2. 凡在家中或外地死亡的病例，由乡镇（街道）、村卫生室（社区服务站）医生通过面访家属和知情人后，填写《居民死亡医学证明书》；防保科医生对上报的《居民死亡医学证明书》审核后，合格的卡片在填报 30 天内录入省级信息系统，同时完成一级审核；如果采用单机版录入，每月 25 日前将数据库通过网络上传省级信息系统；对尚不具备上网条件的县以下医疗机构，应将卡片信息及时登记在死亡登记册后每月报送辖区疾病预防控制中心，由当地疾病预防控制中心 1 个月内代为网络报告，待具备网络直报条件后由该单位自行网络报告。

县（市、区）疾病预防控制中心每个工作日需上网对户籍属于本辖区的死亡信息进行审核，对于核实无误的应于 7 天内通过网络进行审核确认。

3. 各级医疗机构（包括县及以上医疗机构、乡镇（街道）卫生院/社区卫生服务中心等）应将已完成网络报告的《死亡医学证明书》按月上报所辖县（市、区）疾病预防控制中心。

4. 国家死因监测点（DSP）采用《中国疾病预防控制信息系统，死因登记报告信息系统》执行死因网络直报。当地疾病预防控制中心每月 25 日定期从《中国疾病预防控制信息系统，死因登记报告信息系统》下载本地区的死亡数据库，导入省级信息系统。

5. 县（市、区）疾病预防控制中心每月 15 日前向市级疾病预防控制中心报告居民前一月份死亡数据审核报告，同时反馈各报告单位，并以书面方式上报同级卫生行政部门；次年 2 月 15 日前完成全部卡片审核。按照年报时限及时上报年报表和监测总结。

6. 市级疾病预防控制中心每月 20 号前对所辖县（市、区）的前一月份上报的一定比例的死亡个案数据库进行审核及反馈，并将月度审核报告反馈给省级疾病预防控制中心和县（市、区）疾病预防控制中心，同时以书面方式上报同级市卫生局。每年上报居民死亡年报表和有关分析资料。居民死因编码和分类按照国际疾病分类标准（ICD - 10）执行。

（三）对象与内容

1. 对象与范围

包括在各县（市、区）范围内发生死亡的所有死亡个案（含本地户籍和非本地户籍的中国居民，港、澳、台同胞和外籍公民）以及在辖区范围外死亡的本地区户籍居民。

2. 监测内容

通过收集《居民死亡医学证明书》，掌握居民死亡数、婴儿死亡数、新生儿死亡数、5 岁以下儿童死亡数、年龄别死亡数、某病死亡数等。

（四）初访

乡镇（街道）责任医生对县（市、区）疾病预防控制中心审核通过（且非本乡镇（街道）填报的死亡个案）的报告卡进行初访，核实户籍等信息。

1. 初访方式

面访或电话访视。

2. 初访结果

乡镇（街道）责任医生对死者初访后，将初访结果记录在《死亡初访信息核实表》上，并在"系统"中添加初访结果。

① 户籍核实结果为本乡镇（街道）的，户籍核实栏填写"是"；户籍核实为非本乡镇（街道）的，修改"户籍地址"，户籍核实栏填写"是"。

② 无法核实到户籍地的，户籍核实栏填写"否"，并标注未核实到的原因。

3. 初访时限

县（市、区）审核合格的卡片于 1 个月内进行初访及结果录入。

二、医学人口学资料收集

医学人口学是从卫生保健的角度研究和描述人口数量、分布、结构、变动及其规律，研究人口与卫生事业发展的相互关系。医学人口统计不仅是制定卫生工作计划及确定卫生政策的重要依据，也是了解人群健康水平及评价卫生工作效果的重要依据。

医学人口学资料是计算许多指标（如死亡率、期望寿命、发病率）的基础，不仅用于死因监测，而且用于慢性病监测、传染病监测等。人口学资料的准确性直接影响到指标计算的准确性，因此需注重对人口学资料的收集。

（一）收集方法

由专人负责到县（市、区）公安局、统计局获得当年的分性别、分年龄组人口数；或者将各县（市、区）当年的总人口数与本地（指本县（市、区）范围，下同）最近一次人口普查的分性别、分年龄组构成比资料进行推算，获取本地当年的分性别、分年龄组人口数。

（二）收集内容

通过收集公安机关、统计局人口数，掌握总人口数、分性别分年龄组人口数、出生数、死亡数、人口迁入数、人口迁出数等。

（三）报告程序和时限

1. 每年各县（市、区）疾病预防控制中心向当地公安机关、统计局收集各辖区户籍的居民分乡镇（街道）人口数以及全县（市、区）分性别、分年龄人口统计资料。

2. 各县（市、区）疾病预防控制中心在次年 2 月 15 日前通过省级信息系统完成本年度分乡镇（街道）、全县（市、区）分性别、分年龄组的人口数据的维护，并以报表形式向省、市疾病预防控制中心报告本县（市、区）的分性别、分年龄组人口统计报表。

三、监测工作制度

监测是一项长期的工作，不仅需要有一套规范的工作程序，还需要制订一套完整的工作制度。制度是完成任务的保证，没有一个完善的工作制度，就很难长期保持良好的工作质量。要使监测长久地坚持下去，就需建立必要的工作制度，并经常给予督促和检查，这样才能保证工作的高质量。一般来说，需要以下制度保障：

（一）例会制度

监测乡镇（街道）卫生院（社区卫生服务中心）每月召集乡村卫生人员召开会议，了解、审查监测资料的填写质量。县（市、区）疾病预防控制中心每年至少 4 次，召集辖区各级医疗机构相关工作人员，讨论和布置慢性病等监测相关事宜。

（二）疑难个案核查制度

乡镇（街道）卫生院（社区卫生服务中心）或县（市、区）疾病预防控制中心专业人员对不能确定的个案进行调查核实，明确诊断。

（三）资料管理及有关档案制度

历年收集的资料（包括原始报表、报告卡、计算机数据库）应存档保管。

（四）报告与反馈制度

各级医疗机构应建立健全慢性病等监测网络报告管理制度，完善填报流程，按照规定的程序和时限完成相关资料的收集、报送。各级机构对监测人员报告资料的准确性均有审核的责任。各级疾病预防控制中心对资料的逻辑错误、异常现象的原因进行审查和反馈。

（五）漏报调查与质量控制制度

漏报调查包括医院漏报调查和居民漏报调查。医院漏报调查由县（市）、区疾病预防控制中心组织，每年 2 次对辖区医疗机构进行出生、死亡、慢性病医院漏报调查，记录检查情况，定期进行通报。居民漏报调查由县（市）、区疾病预防控制中心组织，每 3 年 1 次开展调查，以校正报告率，提高数据准确性。每年市疾病预防控制中心核查县（市）、区疾病监测资料质量，县（市）、区疾病预防控制中心核查乡镇（街道）的疾病监测资料质量。

（六）人员培训制度

各县（市）、区疾病预防控制中心每年对辖区内县及以上医疗机构和乡镇（街道）卫生院（社区卫生服务中心）监测人员进行至少一期业务培训。对新从事监测工作的人员要实行培训上岗考核制度。

四、评价指标

评价监测资料的质量主要为三个方面：一是报告的及时性；二是报告的完整性；三是资料的可靠性。因此在分析报告中应注意以下指标，供评价质量时参考：

（一）及时性

主要分为"填卡到录入"、"录入到审核"两个时间，分别评价直报单报告及时性以及县（市）、区疾病预防控制中心对报告卡审核的及时性。常用指标有报告及时率、审核及时率，一般要求都在95%以上。

（二）填卡完整率、正确率、录入符合率

均要求在95%以上。

（三）粗总死亡率、婴儿死亡率或 5 岁以下儿童死亡率

同一地区逐年的粗总死亡率、婴儿死亡率和 5 岁以下儿童死亡率趋势基本稳定，一般不会有大起大落的情况出现，如某年死亡率明显低于

往年，则在某收集环节上可能存在漏报。城市粗总死亡率要求大于5‰，农村大于6‰以上。

（四）新生儿死亡率

为一年中未满1个月就死亡的新生儿与当年出生人数的比值。新生儿死亡率是婴儿死亡率的一部分，其数值比婴儿死亡率为低。在1周岁内死亡的婴儿中，不满1个月即死亡的新生儿占全部婴儿死亡人数的半数左右或半数以上。如果明显不足一半，往往反映有新生儿死亡漏报的情况。

（五）死因顺位

是按照某病死亡人数、死亡构成比、疾病别死亡率等来排列，一般不会有很大的变动，如果出现明显的位次改变，应核对报告卡填写是否完整，编码、根本死因确定是否正确。

（六）各类主要疾病死因诊断分级构成

对各类主要疾病死因诊断的医院级别、诊断依据、死亡地点等分析可提供死因诊断可靠性依据。

（七）死因不明和其他疾病分类比例

死亡卡中死因诊断为不详或填写为可分类在其他疾病部分的卡片数占总死亡数的百分比，要求一般应小于8%。

（八）漏报率

未报告数占实际数的百分比。通常由专门组织的漏报调查获得，采用该方法对报告完整性进行估计。居民漏报率要求控制在5%以内。

（应焱燕）

第二节　居民死亡医学证明书的填写

一、居民死亡医学证明书的用途

《居民死亡医学证明书》是一种具有一定法律效力的证明文件，由卫生部门、公安部门和民政部门共同管理使用。一般来说，《居民死亡医学证明书》是四联单，第一联用于出具单位留存，第二联作为卫生部门统计用，第三联和第四联用于死者家属办理火化和户口注销。在死因监测工作中，我们通常所说的居民死亡医学证明书指的是第二联，比其他三联内容复杂，必需由医务人员填写。有些地区，将居民死亡医学证明书第二联单独印刷，其他三联合并印刷，称为死亡医学证明书存根。由于各地殡葬管理制度有所不同，死亡医学证明书存根也可由公安部门出具。

二、居民死亡医学证明书的格式

世界卫生组织制定了统一格式的"国际死亡原因医学证明书"，并明确指出：只有按照这种统一格式填写的死亡证明书才基本符合国际标准化要求。我国的居民死亡原因证明书是卫生部在 1990 年 8 月正式发文使用的。

死亡医学证明书的基本格式分为三部分内容（见附录五）：

1. 死者的基本情况，包括姓名、性别、职业、出生日期、户口地址等。

2. 与死亡有关的疾病或损伤诊断，即死亡原因，又分为第Ⅰ部分（直接死亡原因）和第Ⅱ部分（促进死亡的原因），以及疾病诊断单位和诊断依据、医师签名、背面调查记录、调查者签名等。

3. 由统计人员填写的根本死因及统计分类号。

三、居民死亡医学证明书的填写

居民死亡医学证明书的基本填写要求是完整、准确和及时，必须由熟悉死者情况的医生（临床医生或社区调查医生）填写。正确填写死亡医学证明书是确保死因统计报告准确性的关键环节。

死亡原因部分是填写的重点和难点，医生应根据每个病例的实际情况，按照 ICD－10 的填写要求，尽可能科学、客观地报告导致病人死亡的原因以及相互之间存在的关系。当无法判断时，可以在调查记录内详细描述从家属或其他知情人处了解到的生前的有关情况。

（一）**基本情况填写**

按照实际情况填写每一项目，字迹清晰，不缺项、不错项。填写选择式问题时，只可选择最适合的唯一答案，不能多选。部分项目参见证明书背面填写说明。

1. 常住户口地址

应按户口簿上登记的住址填写完整，包括住处的具体门牌号码。农村户口一般填写到村，城市户口填写到小区门牌号。

如果是外地户口死者，则除了填写户口地址外，还需在证明书的空白处填写暂住地址。

2. 身份证编号

身份证编号是查重和核对（与公安、民政等部门进行死亡名单核对补漏）的重要依据，应尽量填写。

3. 婚姻状况

按法定的婚姻状况分为未婚、已婚（包括再婚、复婚、分居）、丧偶、离婚、不详共 5 种情况选择并打"√"。

对老年人应注意"丧偶"一栏的选择。

4. 文化程度

指 15 周岁及以上死者的最高学历。文盲半文盲指不识字或识字不足 1500 个，不能阅读通俗书报，不能写便条的人；小学、初中、高中或中专及以上文化程度分别是指各类学校的毕业生、肄业生和在校生。

5. 生前工作单位

是指死者死前最后所在的、工作时间较长的那个单位。

6. 出生日期与死亡日期

按照公历填写年、月、日，如按阴历的，则推迟 1 个月计算。

7. 实足年龄

按照周岁计算。计算方法：

①死亡时已过生日者，实足年龄 = 死亡年份 - 出生年份；

②死亡时未过生日者，实足年龄 = 死亡年份 - 出生年份 - 1；

③未满 1 周岁婴儿填写实足月龄；28 天以内的新生儿，填写存活天数；未满 1 天的新生儿，填写存活小时、分钟。

8. 可以联系的家属姓名、住址或电话或工作单位

指最了解死者生前疾病和其他情况的直系亲属或者同事、邻居的姓名和住址或联系单位、电话号码。

14 岁以下的儿童必须填写父、母的姓名、电话和工作单位等联系方式。

（二）与死亡有关的疾病诊断项目填写

这部分是完全按照国际死亡医学证明书的格式编制的，是指与死亡有关的疾病诊断，死亡原因第 I 部分是《死亡医学证明书》需要填写导致死亡的疾病，以及更早的原因，这是必须要填的部分。

1. 第Ⅰ部分

各行按顺序填写，每行只能填写一种死因，临死前的表现不需填写，不明确情况及症状体征一般不需填写，优先填写更严重、更特异的疾病诊断，损伤中毒需报告临床表现和外部原因。具体为：

（a）中填写最后造成死亡的那个疾病诊断或损伤中毒的临床表现，如肺心病、颅骨骨折（不要填写呼吸、循环衰竭等情况）；

（b）中填写引起（a）的疾病或情况，如肺气肿、高血压、损伤中毒的外部原因（骑自行车与汽车相撞、跳楼自杀）；

（c）中填写引起（b）的疾病或情况，如慢性支气管炎。

各行之间的逻辑关系是（c）（b）（a）死亡；如果还有（d）行，则逻辑关系为（d）（c）（b）（a）死亡。

最早的疾病填入第Ⅰ部分的最低一行，并不一定要填满各行。如：第Ⅰ部分只有两个疾病，填写在（a）和（b），则（b）为最低一行。

在第Ⅰ部分中还需填写每个报告的疾病或情况从发生到死亡时大概的时间间隔，这可以帮助判断各种疾病间的关系。

2. 第Ⅱ部分

是对第Ⅰ部分内容的补充，按严重程度填写其他促进死亡的疾病或情况，如果没有则可以不填。

3. 死者生前上述疾病的最高诊断单位

一般指死前主要疾病的最后诊断单位；也可填写在第Ⅰ部分（a）中报告的疾病的最高一级诊断单位。如：省级（市）医院包括相当于省级及以上的各类医院，此处市指直辖市，其他依此类推。

4. 死者生前上述疾病的最高诊断依据

按照实际确诊的各项依据选择并打"√"，如同一种疾病实行诊断分级，取最高级别的诊断依据；"病理"指从人体内摄取组织进行切片诊断，"理化"包括三大常规的化验、X光拍片、胸透、CT、B超、磁共振等特殊检查；"临床"指望、闻、问、切。

5. 证明书背面的调查项目

由临床医生或社区调查医生、防保医生填写，主要填写造成死亡的致死疾病和死者生前患有的其他各种疾病的全称、发病时间、诊断单位和诊断依据。

对已明确诊断的疾病用精简的医学术语写出病历摘要；对死因不明者要结合死者生前的既往史、现病史、生活史或有关健康问题的因素写出摘要。临床医生不要填写如心电图—条线、呼吸、脉搏为 0 等具体的检查内容，应结合死者诊治过程，将化验、特检结果、生前慢病史简单描述。

（三）统计人员填写的项目

证明书最底一行是统计人员填写的内容，其中根本死亡原因需要统计人员通过医生报告的有关疾病和情况，运用 ICD 的规则加以确定，然后给予相应的 ICD 编码和统计分类号。

四、常见的不规范填写

（一）报告的信息欠全面和欠准确

1. 临死方式

只填写了造成直接死亡的临床表现或症状群，如：呼吸衰竭、心力衰竭、高热、肝昏迷、休克、内出血、尿毒症、败血症、肝硬化等，而未进一步追踪引起以上直接死因的根本疾病；有些描述没有给出任何与疾病、损伤中毒有关的情况，它们既不是死因也不是证明书中需报告的内容。

必须尽量向知情人了解死者生前有关的健康情况并填写在证明书背面的调查记录里。

2. 只填写全身性疾病情况，如高血压、风湿热、动脉硬化等，而未报告与之相关的具有更特异性的疾病情况。

填写的诊断名称应尽量具有特异性，即在诊断中尽量体现疾病的主要特征，包括疾病病因、分型、部位、程度、主要并发症等。

3. 报告信息太笼统，如填报传染病未报告病原体，肿瘤未明确良性或恶性、原发或继发、部位者，心脏病、先天异常、孕产妇死亡未特指；未报告晚期效应等。

4. 填写老衰、病亡、猝死、来院已死或死因不明而未进一步入户调查核实。

5. 损伤和中毒，只报告临床表现而未报告造成事故的外部原因，或只报告外部原因而未报告临床表现。

当报告损伤和中毒造成死亡时，必须先填写临床表现，然后继续填写外部原因。应尽可能向知情人了解导致损伤中毒外部原因的详细情况并简要报告在证明书上。

6. 填写诊断不规范，可能影响查找编码及其准确性。以缩写形式书写诊断可能导致编码困难或错误。

填写的诊断名称应尽量规范并有依据，尽量来自标准诊断名称、国家统编教材或比较权威的辞典、出版物等。以外国人名、地名为诊断时，应尽量附加英文名称。应尽量避免缩写式诊断。

（二）疾病顺序混乱

1. 填写顺序存在颠倒、混乱、无序的情况，无法应用规则和注释去正确选择根本死因。

应结合医学知识和死者情况形成合理的死因链，然后把直接导致死亡的原因填写在第Ⅰ部分a行，把引起a行的原因填写在b行，依此类推，直至死因链内容全部填写完毕。如果还有死因链以外的死因则依次填写在第Ⅱ部分。

2. 同一行填写多个疾病诊断。

应按照疾病发生发展的顺序进行填写，每行只能填写一个疾病诊断（死亡原因）。

（三）填写缺项

1. 调查记录空缺，使统计编码人员无法对死因填写情况、逻辑顺序进行正确判断，不利于根本死因的确定。

2. 没有或忽略报告时间间隔，可能导致编码错误。

应尽可能报告每个死因从发生到死亡的大概时间间隔，以便于正确选择根本死因并进行编码。

3. 联系人及联系方式空缺，给复核户籍和调查死亡原因造成了困难。

（应焱燕）

第十三章　健康教育与健康促进

健康教育与健康促进是动员全社会和多部门的力量，营造有益于健康的环境，传播健康相关信息，提高人们健康意识和自我保健能力，倡导有益健康的行为和生活方式，促进全民健康素质提高的活动。

《全国健康教育与健康促进工作规划纲要（2005～2010年）》中指出，总目标为围绕重大卫生问题针对重点场所、重点人群，倡导健康的公共政策和支持性环境，以社区为基础，开展多种形式的健康教育与健康促进活动，普及健康知识，增强人们的健康意识和自我保健能力，促进全民健康素质提高。社区健康教育是社区卫生事业和社区卫生服务的重要组成部分，是健康教育与健康促进发展的重要策略之一。健康教育与健康促进只有下沉到城乡基层单位，才能有针对性的对各种目标人群实施健康策略，发挥健康宣教的作用。

第一节　农村（社区）健康教育策略

一、概述

（一）定义

社区健康教育是指以社区为单位，以社区人群为对象，以促进社区健康为目标，有组织、计划、有评价的健康教育活动与过程。

（二）对象与主要任务

社区健康教育的对象主要包括农村（社区）内居民和社区所辖各企事业单位、学校、商业及其他服务行业的从业人员，其重点人群是儿童、青少年、妇女、慢性病患者和老年人、残疾人等脆弱人群。

社区健康教育的主要任务是：

1. 开展各种形式的健康教育活动，普及卫生知识，提倡文明、健康、科学的生活方式，提高居民的健康水平与文明素质。

2. 提高个人和群众的认识，促进其采纳健康行为，为群众提供行为指导和示范，提高他们的自我保健能力。

3. 促进全社会关心社区卫生与健康问题，创造有益健康的社区环境。

4. 加强社区行动，利用社区资源，积极动员群众参与社区健康规划及其各项活动。

（三）意义

随着经济和社会的不断进步，在城乡进行社区健康教育的意义越来越重要，主要表现在以下几个方面：社区疾病预防控制干预的需要；社区群众健康素质综合提高的迫切需要；社区卫生服务发展的需要；社区精神文明建设的需要。

二、组织策略

（一）开发领导

1. 责任明确，有主管领导分管健康教育工作。

2. 建立社区健康职能机构，配备专兼职健康人员。

3. 调动社区内卫生、宣传、群众团体等各方面力量共同参与健康教育，形成社会联盟和支持体系。

4. 制定有益于社区健康的卫生政策、规章制度并监督执行。

5. 领导健康教育规划的制定、实施和评价。

6. 提供必要的资金保证。

（二）健全网络

抓好社区（街道、乡镇）内的居委会、学校、工厂、商店和其他单位的健康教育网络建设，形成健康教育网络化。

（三）社区动员

开展社区宣传和动员时可采取以下策略：

1. 在门诊服务中各个击破，患病的人最容易被打动，来一个人就要宣传一个、教育一个、交上一个朋友、打动一个"顾客"、联系一个对象，通过日积月累，形成一个个服务群体。

2. 让病人成为最佳的宣传员，通过已经成为朋友和固定服务对象的病人动员更多相关的居民积极参与健康教育活动。

3. 与街道、居委会的工作紧密结合，通过各种途径，进行宣传和动员。

4. 抓住有利时机，及时利用典型事例，说服社区居民。

5. 从少到多，从小到大，从小范围扩大到全社区，充分利用少数"积极分子"或志愿者的积极性，由少数社区居民动员大多数社区居民。

6. "铺天盖地"与"细水长流"相结合，在关键时期一定要加大宣传力度，把健康教育的宣传与动员作为常规性工作来抓，保持其连续性。

7. 利用家访进行宣传和动员。

8. 深入分析影响社区居民参与健康教育活动的各种因素，寻找有效动员社区居民的方式和方法。

（四）适宜技术

1. 切中要害，确认为居民迫切所需或为关注焦点。

2. 科普化，尽量不用术语，多用比喻，尽可能形象化。

3. 多讲故事，包括有启发性的寓言、发生在身边的现实故事、社会上广泛流传的故事、新闻媒体宣传的故事、教育者的亲身经历等。

4. 多教口诀，总结精华，朗朗上口，记得住，用得上，越想越有理，如洪昭光教授总结的健康四大基石：合理膳食，适量运动，戒烟限酒，心理平衡。

5. 多用数据、证据和依据，多用形象直观的图片和图形，以事实打动人，用效果和效益吸引人。

6. 多收集各方面的资料，从各个不同的角度去说明问题。

7. 既有科学性又有艺术性，既有知识性又有趣味性，既是学习又是享受。

（五）整合资源

开展社区健康教育主要依靠筹集资金、争取各种力量支持，还需要以社区发展为动力，立足于开发农村（社区）内部隐藏的各种健康教育资源潜力。

1. 人力资源方面，努力发现和吸收对社区健康教育的积极支持者和有影响的人物参与到健康教育中来，主要是那些为社区健康教育提供服务的人员。

2. 财力资源方面，它是开展健康教育成功与否的关键步骤，主要是指能为社区健康教育提供援助资金的情况。

3. 物力资源方面，能够提供实物和技术援助的资源，主要是指开展社区健康教育所需的场所、教学设施、器材等。

4. 信息资源方面，综合利用现代化的网络技术，形成群众健康教育的信息平台，群众可以利用该信息平台，对健康教育活动实施情况提出反馈意见，特别对健康教育活动实施中存在的不足提出合理化的建议。

（六）培训人员

社区健康教育是系统性、科学性、群众性和专业性强的工作，这就要求基层健康教育骨干要有较强的健康宣教技能，又要求社区群众也要有较强的社区健康意识，开展人员的培训工作就显得异常重要，同时也是提高健康教育效果的重要策略之一。骨干人员培训，主要是举行针对于骨干健康教育者进行规范化的健康宣教知识培训和技能培训。目标人群社会教育，主要包括确定培训对象；教育内容；教育形式；教育地点；教育时间和教育者。

（七）基地建设

抓好典型，以"点"带动"面"是健康教育工作开展的策略之一，也是工作中行之有效的办法。在开展社区健康教育活动过程中，及时发现和创建健康教育先进典型是健康教育工作深层次发展的重要环节。建立典型的示范区、示范户、示范一条道、示范单位对于推动整个健康教育工作具有重要作用。

三、组织实施

健康教育工作的社会性和群众性决定了其组织实施工作是城乡基层健康教育的首要任务。城市街道办事处和农村乡镇政府是城乡基层教育的领导和决策机构，在社区政府领导下，上级健康教育专业机构和专业人员的指导下，组织实施社区健康教育活动是城乡卫生机构和专业人员的基本职责。

（一）组织管理

1. 建立政府领导，卫生、文教、宣传、广电、农业、妇联等多部门共同参与的社区健康教育与健康促进领导小组，统筹开展工作。

2. 建立农村（社区）健康教育组织网络。

3. 指导和协调网络内各单位的健康教育工作，及时解决工作中的问题。

4. 制定健康教育工作的职责和工作制度，建立健康教育专项档案。

5. 制定有益于社区群众健康的公共卫生政策和制度。

6. 制定社区健康教育计划，实施和评价方案。

7. 动员社区资源，筹备工作经费。

8. 建立示范基地，指导全局，推动发展。

（二）实施途径

1. 重点人群的健康教育活动

对社区妇女、儿童、青少年、老年人、残疾人等重点人群进行系统的健康教育，普及相关的基本健康知识，促进身心健康。

2. 重大疾病和突发公共卫生事件的健康教育

贯彻执行有关法律、法规，结合社区实际情况，积极开展预防控制传染病、地方病的健康教育，重点做好防治性病、艾滋病和结核病的健康教育工作，普及慢性非传染性疾病防治知识，倡导健康文明的生活方式。对于社区群众开展预防和应对突发公共卫生事件知识的宣传教育，提高群众的应对能力和自我保护能力。

3. 卫生纪念日、活动日（周、月）的健康教育活动

在重大卫生纪念日、活动日（周、月）及其社区当地重要卫生活动期间，在社区街道或市场等人口比较聚集场所开展大型健康教育活动，以指导舆论和声势，传播卫生保健知识。

4. 重点场所

社区所辖地区的医院、托幼机构、中小学校、家庭、工厂企业、社区机关、事业单位的健康教育。

（王潇怀　李　辉）

第二节　全国亿万农民健康促进行动

一、全国亿万农民健康促进行动的发展背景

1994 年 7 月，国家卫生部、全国爱国卫生运动委员会、农业部和国家广电总局联合发起了"全国九亿农民健康教育行动"（后改为"全国亿万农民健康促进行动"）。"行动"受到中共中央、国务院的高度重

视。1997年，《中共中央、国务院关于卫生改革与发展的决定》（中发〔1997〕3号）文件中指出：健康教育是公民素质教育的重要内容，要十分重视健康教育，提高广大人民群众的健康意识和自我保健能力，积极推进"九亿农民健康教育行动"。2002年5月，"行动"被纳入21世纪新的10年《农村初级卫生保健发展纲要（2001~2010年)》并更名为"全国亿万农民健康促进行动"；同年10月，结合"行动"规划的具体要求，全国"行动"办下发了"行动"评价指标体系（试行），并于2003年组织实施了全国"行动"中期督导评估工作。2004年，"行动"进入快速发展的阶段。教育部和共青团中央也加入"行动"领导小组，成员部门扩展到9个。目前，"行动"将有着更加广泛的社会性和群众参与性，有着更加丰富的内容和蓬勃的生命力。

二、"行动"宗旨

面向全国广大农村，以亿万农民为对象，针对农村居民存在的主要健康问题，采取大众传播与人际传播相结合的策略，大力普及基本卫生知识，提高农民的自我保健意识和能力，倡导科学、文明、健康的生活方式，改变不良生活习惯，消除因病致贫、因病返贫的危险因素，提高健康素质和生活质量，达到保健康奔小康。

三、组织机构和运作

各级"行动"领导小组是"行动"的领导机构，由卫生、爱卫会、农业、宣传、广电、妇联、教育、共青团、扶贫办等"行动"成员部门组成，根据当地实际，还可将计生、科协、计财等部门纳入"行动"领导小组。领导小组的成员是由"行动"各成员部门的有关主管领导或负责人组成。

四、"行动"标识系统

扩大"行动"的社会影响，创立健康教育与健康促进知名品牌，是"行动"发展的一个重要策略。为了加强"行动"品牌形象，各地在制作面向农村的健康教育材料和开展农民健康教育与健康促进活动时，广泛使用"行动"标识系统。在2003年出台的"行动"监测评价指标体系及其考查评价方案中，"行动"标识系统的使用被列为一项具体的评价指标。

"行动"标识由中心图案和外圈图案两部分组成（图 13 - 1）。

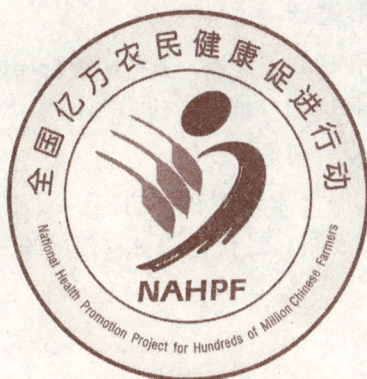

图 13 - 1　"行动"标识

五、"行动"工作的基本步骤

（一）进行需求评估

开展活动之初，通过定量和定性调查，对当地经济发展水平、卫生政策、人群文化风俗习惯、卫生服务状况、目标人群健康知识和行为状况、主要健康问题和群众对卫生知识需求等进行分析评估。

（二）找出主要健康问题，确定教育策略

通过调查分析，针对当地危害健康乡村人群的多发病、常见病、慢性病、突发传染病，以及与健康问题密切相关的经济、环境、生活方式、卫生服务、个体行为、文化风俗等制定有针对性的健康教育策略。

（三）制定工作计划，确定工作目标

结合年度"行动"工作计划，以及当地村民健康知识知晓率、健康行为形成率、卫生知识需求、主要健康问题等，确定自己的工作方案和目标。特别强调的是，各个"行动"成员部门，应当将"行动"的具体任务分解的本部门的年度工作计划目标中去，保证"行动"取得成效。

（四）选择核心信息

根据国家"行动"办公室每年确定的"行动"传播主题和上级

"行动"办公室制定的核心信息，结合本地农村居民健康知识需求和主要健康问题，确定本地传播的核心信息内容。

（五）选择传播形式

在农村地区开展健康知识传播，要适应农村居民的文化程度、风俗习惯、年龄特点，选择诸如广播、有线电视、宣传板、小册子、传单、讲座、文艺演出等群众喜闻乐见的传播方法。要充分发挥健康教育专业人员的作用，对编发的健康知识传播材料，按照分析需求（确定信息）、制定计划、形成初稿、进行传播材料预试验、制作发放、评价七个步骤进行。

（六）开展人员培训

健康教育是科学性、系统性较强的一项工作，需要进行调查研究、组织管理、效果评价等，而且"行动"是多部门联合进行，需要部门之间进行有效的协调配合。因此，要在"行动"领导小组的统一领导下，由健康教育专业机构对参与实施"行动"的各个相关部门人员进行培训，使他们了解"行动"的意义、工作原则、技术要求等。

（七）执行"行动"工作计划，开展健康教育与健康促进活动

充分利用当地现有条件和资源，面向农村广大群众和特定的目标人群，开展多种形式的健康教育与健康促进活动，例如，卫生与爱卫会、农业等部门合作，开展关于创建生态文明乡镇、卫生文明村的宣传教育和干预活动，大力推广普及卫生厕所和沼气池，使农民群众在接受新的生活设施的同时接受新的生活方式，改变传统的生活习俗。

（八）进行督导与评估

在"行动"的实施过程中，各级"行动"办要及时对基层"行动"办进行技术指导，并定期对下级"行动"的实施情况进行检查监督，了解"行动"的进程，发现存在问题，及时调整和完善"行动"策略和方法，以保证计划目标的实现。

六、"行动"基本策略与方法

（一）基本策略

以健康促进的理论为指导，《全国亿万农民健康促进行动规划（2001～2005）》中确定了"行动"实施的五条基本策略：

1. 加强领导，营造"行动"的社会环境。
2. 统一部署，开展多种形式的健康教育。
3. 建立试点，探索农村健康教育新模式。
4. 大众参与，保证农村健康教育可持续发展。
5. 加强测评，确保实现规划目标。

（二）组织管理方法

为了实现上述五条基本策略，在"行动"的组织实施过程中，各地可结合实际情况广泛采用以下组织管理方法。

1. 成立有相关部门领导参加的"行动"领导小组，组建"行动"办公室，明确工作职责，制定工作计划，协调参与部门，下发"行动"相关文件。

2. 召开"行动"动员会议。邀请政府及有关部门领导参加，请上级领导及当地政府领导提出工作要求，部署工作任务，使"行动"的任务落实到基层。

3. 动员社会各类大众传播媒体，报道"行动"有关新闻和信息，创造舆论氛围。在召开动员会议、开展宣传活动时，请广播、电视、报纸新闻记者到场，通过采访领导、现场群众，可以制造舆论扩大影响，使社会了解"行动"的功效。

4. 动员当地有群众威信和影响力的人物参与"行动"。一些在农村有号召力的人士如村支书、村长、妇联主任、教师、乡村医生、乡镇企业家、宗教领袖等，借助他们的社会影响力，宣传"行动"工作。

5. 出台健康促进政策，制定健康行为公约。如"乡村环境卫生管理办法"、"村民卫生行为规范"、"星级文明卫生家庭评比"等，使村民自觉遵守并互相监督健康行为公约的实施。

6. 开展包括健康教育在内的卫生检查评比。检查评比是推动农村健康教育活动的有效措施。省、市、县组织各种卫生评比检查，及时发现先进典型推广表彰，能够起到激励作用。

7. 与成员部门沟通，制作统一规范的工作档案、工作手册等。

8. 实行部门项目整合，资源共享。如爱卫会有农村改水改厕、卫生村镇建设等，卫生部门有农村初级卫生保健、妇幼卫生、新型合作医疗、卫生下乡等，农业部门有农村沼气推广、环境生态建设、科技扶贫等，广电部门有村村通电视工程，宣传文化部门有精神文明建设和文化下乡等。我们要做好部门间的协调，将这些面向农村的工作与"行动"有机结合，实行部门资源的整合共享，使分散的项目变成集中活动，收到事半功倍的效果。

（三）培训方法

1. 对象要明确。

2. 时间要短，内容要明确。

3. 鼓励听课者发言。

4. 注重技能训练。

（四）传播方法

1. 电视、广播。

2. 利用民间渠道。通过编写歌谣、漫画、顺口溜、故事，利用二人转、山歌对唱、三句半、小品、地方戏等农民喜闻乐见的形式传播健康知识。

3. 广泛张贴书写卫生标语、口号，创造健康教育氛围。

4. 在人群聚集地设置固定宣传栏。

5. 发放"行动"相关健康知识宣传资料入户。

6. 组织农村卫生中心户，定期开展村民健康知识培训讲座。

7. 组织号召村民收听、收看"行动"相关健康知识节目。

8. 号召村民积极参加"三下乡"活动。

9. 建立健康教育志愿者队伍。积极动员、培养乡村医生、教师、妇女干部、青年团、文艺爱好者等，建立健康教育志愿者队伍参与"行动"。

10. 开展村民健康知识竞赛。可以村为单位，或以乡为单位，组织村民开展健康知识竞赛活动。通过层层竞赛选拔，组织决赛，并对参赛优胜者给予一定的奖励并在乡村通报表彰。

（五）行为干预方法

1. 群体行为干预

（1）组建村民教育学校，针对不同人群特点开展健康教育。

（2）利用教育部门优势，开展"学校包村、学生包户、小手拉大手"的链式知识传播活动。

（3）开展"行动"示范社区创建活动。除省级"行动"办优选试点，创建国家级"行动"示范社区外，各级"行动"办都应在"行动"

试点县、乡、村的基础上，有计划地培养和命名本级的"行动"示范社区，示范街道乃至示范户。

（4）开展"行动"工作检查评比，对工作好的县、乡村及家庭和个人进行表彰鼓励。

2. 个体行为干预

（1）制定"村民个人卫生行为规范"，详细约定村民日常生活行为方式，促使村民养成有利于健康的行为。

（2）建立村民健康检诊制度，村医生定期给妇女、儿童、老人进行疾病健康检诊，督促居民有病早发现、早诊断、早治疗。

（3）开展家庭卫生检查，村干部与村医生一起对村民家庭卫生检查、个人卫生行为检查。

（王潇怀 李 辉）

附录

附录一　中华人民共和国传染病报告卡

卡片编号：_____　报卡类别：1. 初次报告　2. 订正报告

姓名 *：_____（患儿家长姓名）：_____

身份证号：□□□□□□□□□□□□□□□□□性别 *：□男□女

出生日期 *：_____年___月___日（如出生日期不详，实足年龄：_____
　　　　　　　年龄单位：□岁□月□天）

工作单位：_____联系电话：_____

病人属于 *：□本县区　□本市其他县区　□本省其它地市　□外省　□港澳台　□外籍

现住址（详填）*：_____省_____市_____县（区）_____乡（镇、街道）
　　　　　　　_____街区（村）_____门牌号（队、组）

患者职业 *：

□幼托儿童、□散居儿童、□学生（大中小学）、□教师、□保育员及保姆、□餐饮食品业、□商业服务、□医务人员、□工人、□民工、□农民、□牧民、□渔（船）民、□干部职员、□离退人员、□家务及待业、□其他（　　）、□不详

病例分类 *：(1) □疑似病例、□临床诊断病例、□实验室确诊病例、□病原携带者、
　　　　　　　□阳性检测结果（献血员）
　　　　　　(2) □急性、□慢性（乙型肝炎、血吸虫病填写）

发病日期 *：_____年___月___日（病原携带者填初检日期或就诊时间）

诊断日期 *：_____年___月___日___时

死亡日期：_____年___月___日

甲类传染病 *：（2 种）

□鼠疫、□霍乱

乙类传染病 *：（26 种）

□传染性非典型肺炎、□人感染高致病性禽流感、□甲型 H1N1 流感、□脊髓灰质炎、炭疽（□肺炭疽、□皮肤炭疽、□未分型）

□艾滋病、病毒性肝炎（□甲型、□乙型、□丙型、□戊型、□未分型）、□麻疹、□流行性出血热、□狂犬病、□流行性乙型脑炎、□登革热、痢疾（□细菌性、□阿米巴性）、肺结核（□涂阳、□仅培阳、□菌阴、□未痰检）、伤寒（□伤寒、□副伤寒）、□流行性脑脊髓膜炎、□百日咳、□白喉、□新生儿破伤风、□猩红热、□布鲁氏菌病、□淋病、梅毒（□Ⅰ期、□Ⅱ期、□Ⅲ期、□胎传、□隐性）、□钩端螺旋体病、□血吸虫病、疟疾（□间日疟、□恶性疟、□未分型）

续表

丙类传染病＊：（11 种）
□流行性感冒、□流行性腮腺炎、□风疹、□急性出血性结膜炎、□麻风病、□流行性和地方性斑疹伤寒、□黑热病、□包虫病、□丝虫病、□手足口病、□除霍乱、细菌性和阿米巴性痢疾、伤寒和副伤寒以外的感染性腹泻病。
其他法定管理以及重点监测传染病：

订正病名：＿＿＿＿＿＿＿＿＿	退卡原因：＿＿＿＿＿＿＿＿＿
报告单位：＿＿＿＿＿＿＿＿＿	医生联系电话：＿＿＿＿＿＿＿
报告人：＿＿＿＿＿＿＿＿＿＿	填卡日期＊：＿＿＿＿年＿＿月＿＿日
备注：＿＿＿＿＿＿＿＿＿＿＿＿＿＿＿＿＿＿＿＿＿＿＿＿＿＿＿＿	

《中华人民共和国传染病报告卡》填卡说明

1. 卡片编号：由责任报告单位按年度编制并填写，便于填报单位内部管理。直报时不需录入，由系统自动生成。

2. 报卡类别：初诊病例的病例直接标识"初次报告"。对已填报过卡片的传染病病人，在订正诊断或因传染病发生死亡时，必须再次填报，标识"订正报告"。

3. 患者姓名：填写患者或献血员的名字（性病/AIDS 等可填写代号），如果登记身份证号码，则姓名应该和身份证上的姓名一致。

4. 家长姓名：14 岁以下的患儿要求填写患者家长姓名。

5. 身份证号：应尽可能填写。既可填写 15 位身份证号，也可填写 18 位身份证号。

6. 性别：填写社会性别。

7. 出生日期：应详细填写出生年月日（公历）。新生儿不填写出生日期。出生日期与年龄栏只要选择一栏填写即可，不必既填出生日期，又填年龄。

8. 实足年龄/年龄单位：出生日期与实足年龄，只选择填写其中一项。出生日期不详时才填写实足年龄并选择年龄单位。

9. 年龄单位：对于新生儿和只有月龄的儿童请注意选择年龄单位，默认为岁大于等于 1 个月、不满 1 周岁的，按月龄填写，年龄单位选择"月"；不满 1 个月的只填写日龄，年龄单位选择"日"。

10. 工作单位：填写患者发病时所在工作单位的名称（含农民工）；学生（托幼儿童）填发病时所在学校（托幼机构）及班级名称；无"工作单位"者填写"无"。

11. 联系电话：填写可与患者保持联系的电话号码。

12. 病人属于：用于标识患者常住地址（居住时间≥6月）与报告单位的相对位置，在相应的类别前划"√"。

Ⅰ本县区：指病人为本地（县、区）常住居民。

Ⅱ本市其他县区：指病人为本市其他县（区）的常住居民。

Ⅲ本省其他地市：指病人为本省其他地（市）的常住居民。

Ⅳ其他省：指病人为其他省的常住居民。

Ⅴ港澳台：指病人为港澳台居民。.

Ⅵ外籍：指病人为外籍居民。

13. 现住地址：指病例发病时实际居住的地址，可以是家庭地址，也可以是寄宿地址或宾馆、旅店。应详细填写到村民组（门牌号）。病例如有一处以上住址时，应填写患病期间能随访到的住址。

14. 职业：在相应的职业名前划"√"，与年龄匹配，不可出现逻辑错误。

15. 病例分类：疑似病例、临床诊断病例、实验室诊断病例、病原携带者、阳性检测（仅供中心血站填写）

16. 发病日期：填写病人在本次就诊疾病开始出现症状的日期。不明确时，填就诊日期。病原携带者填写初次检出日期或就诊日期。

17. 诊断日期：初次报告时，填写初诊的日期。订正报告时，如由疑似病例订正为确诊病例、一种传染病订正为另一种传染病、传染病的一个病种订正为另一个病种（如肺结核由"未痰检"订正为"菌阳"时），填写确诊的日期；同一病种由临床诊断订正为实验室确诊，仍填写初诊的日期。诊断日期不得早于发病日期。对于乙肝及肺结核诊断日期应是当年发病的诊断日期。

18. 死亡日期：因法定传染病死亡时填写。对本年报过此病的病人，如死亡时还是因此传染病死亡，只需在直报系统中调出该病例，填写死亡日期。如因另一种传染病死亡，另行填卡。

19. 疾病名称：在做出诊断的病名前打√。病人同时患两种或两种以上传染病时应分别报卡。

20. 其他法定管理以及重点监测传染病：指卫生部决定列入乙类、丙类传染病管理的其他传染病，省级人民政府决定按照乙类、丙类管理的其他地方性传染病，其他暴发、流行或原因不明的传染病。填写该病种名称。网络直报时，疾病名称选择"其他传染病"，选择相应疾病名称。如没有相应疾病名称，则选择"其他疾病"。并在备注栏填写该病种名称。

21. 订正病名：填写订正前所报告的疾病名称。

22. 退卡原因：因报告卡填写不合格需退卡时，填写其原因。

23. 报告单位：填写报出传染病报告卡的单位。

24. 报告医生：填写做出诊断医生的姓名。

25. 填卡日期：填报本卡的日期。

26. 备注：填写以上各项内容不能涵盖且需特别注明的信息，如说明传染途径、传染病病例（含疑似病例及病原携带者）订正为其他疾病的病名等。

附录二　艾滋病阳性结果告知书

_____：

_____的血清标本经_____艾滋病确认实验室确证为 HIV 抗体阳性，现将检测阳性结果及相关事项告知如下：

一、艾滋病相关知识

1. HIV 抗体阳性意味着感染了艾滋病病毒，可以是艾滋病病毒感染者，也可以是艾滋病病人。

2. 艾滋病病毒感染者/病人的血液、精液、阴道分泌液、乳汁、伤口渗出液中含有艾滋病病毒，具有传染性。艾滋病病毒在体外环境中的生存能力相当弱，日常生活接触（如握手、拥抱、共同进餐、共用工具、办公用具等）不会传播艾滋病。

3. 艾滋病病毒感染后，一般在 7～10 年发病，抗病毒治疗可以延缓发病。

二、权利与义务

1. 感染者/病人的权利

艾滋病病毒感染者和艾滋病病人及家属，依法享有医疗卫生服务、劳动就业、社会保障、婚姻、学习和参加社会活动等权益。

任何单位和个人应当依法为艾滋病病毒感染者和艾滋病病人保密，未经本人或者其监护人同意，任何单位和个人不得向社会公开其本人及其家属的姓名、住址、工作单位、肖像、病史资料以及其他可能推断出其具体身份的信息。

享受国家和地方艾滋病治疗关怀政策。

2. 感染者/病人应当履行的义务

（1）接受流行病学调查，接受医疗卫生机构的治疗和医学指导；

（2）就医时，将感染或者患病的事实如实告知接诊医生；申请结婚登记前，将感染或者患病的事实如实向对方说明，并到医疗保健机构接受医学指导；与他人发生性关系的，可先将感染或者患病的事实告知对方；

（3）学习有关艾滋病防治知识，采取必要的防护措施，防止感染他人；性行为时使用安全套；避免共用注射器；不献血和捐献组织器官。

（4）孕产妇到当地妇幼保健机构接受咨询，采取终止妊娠或母婴传播阻断措施。

（5）不得用体液、血液等威胁他人；不得故意传播艾滋病。

（6）在1个月内告知配偶或性伴，促其前往当地疾病预防控制中心接受艾滋病咨询和检测。

告知对象签名：

与感染者或病人的关系：1）本人　2）配偶　3）监护人

告知单位：　　　　　　　告知人员：

联系电话：　　　　　　　告知日期：　　　年　　月　　日

附录三　HIV 个案随访表

卡片编号：□□□□□□□□□□□□□□□□□□□□

随访状态：□随访（第＿＿次）（当前是否羁押：□是　□否）

　　　　　□失访（原因：□外出　□拒绝随访　□羁押　□转入时地址不详．此次随访结束）

　　　　　□查无此人（以后无需随访）

患者姓名：＿＿＿＿＿＿＿（患儿家长姓名：＿＿＿＿＿＿＿）

身份证号：□□□□□□□□□□□□□□□□□□　　性别：□男　□女

联系电话：＿＿＿＿＿＿＿＿＿＿＿＿＿＿＿＿

现住地址（详填）：＿＿＿省＿＿＿市＿＿＿县＿＿＿乡（镇、街道）＿＿＿村＿＿＿（门牌号）

是否已死亡：　□是（死亡日期：＿＿＿＿＿年＿＿月＿＿日）　　□否（跳至下一栏）

死亡时病程阶段：□艾滋病病毒感染者　□艾滋病病人

主要死因：　　□艾滋病　□自杀　□吸毒过量　□其他＿＿＿＿（请注明）

（死亡个案随访到此结束）

过去6个月有无以下临床表现（可多选）：

□无不适临床表现　　　□原因不明发热持续1个月及以上　　□原因不明腹泻持续1个月及以上

□最近3个月内体重下降10%以上　　□成人鹅口疮　　□反复发作的单纯疱疹

□半年内活动性肺结核或/和肺外结核　　□咳嗽、咳痰持续1个月及以上　　□其他艾滋病相关性疾病

病程阶段：□艾滋病病毒感染者　□艾滋病病人（艾滋病确诊日期：＿＿＿＿＿年＿＿月＿＿日）

当前配偶/固定性伴感染状况：□无配偶/固定性伴　□未查/不详　□阴性　□阳性　□检测结果不确定

　若已检测，检测日期＿＿＿＿＿年＿＿月＿＿日

　若当前配偶/固定性伴感染状况为阳性，其卡片编号为：□□□□□□□□□□□□□□

子女检测状况：子女数＿＿＿（其中阳性＿＿＿人，阴性＿＿＿人，检测结果不确定＿＿＿人，未查/不详＿＿＿人）

现在是否为同伴教育员：　　　　　　　□是　　□否

过去3个月，是否每次发生性行为都用安全套：　□是　　□否　　　□未发生性行为

　如果回答"否"，在最近3个月有＿＿＿＿人与您有过性行为？

过去3个月，是否共用过注射器注射毒品：　□是　　□否　　□无注射吸毒行为

续表

如果回答"是"，在最近3个月有_____人与您共用过注射器？

过去3个月，是否参加针具交换：□是□否□无注射吸毒行为

　　如果回答"是"，在最近3个月交出针具_____支/换回针具_____支？

目前是否接受社区美沙酮维持治疗：

　　□是（社区美沙酮维持治疗编号：□□□□□□□□□□□）　□否

若为育龄妇女，目前为：□孕期　　□产后　　□非以上2种情况

　　若在"孕期"或"产后"，在孕期、产时、产后是否为预防母婴传播服用抗病毒治疗药物？　□是　□否

过去6个月您或您的家庭是否获得过来自亲戚、朋友以外的其他组织或个人的关怀、支持和服务：

　　宣传咨询（宣传材料、咨询服务）：　□是（获得安全套____个/获得宣传材料____份）　□否

　　药物提供（提供抗机会性感染药物）：　□是　　　　□否

　　关怀救助（经济支持、生活帮助）：　□是　　　　□否

本次随访是否出现以下结核病可疑筛查症状：

　　咳嗽、咳痰持续2周以上　□是　□否　反复咳出的痰中带血　□是　□否

　　反复发热持续2周以上　　□是　□否　夜间经常出汗　　　　□是　□否

　　无法解释的体重明显下降　□是　□否　经常容易疲劳或呼吸短促□是　□否

　　淋巴结肿大　　　　　　　□是　□否

过去6个月是否接受过结核病检查：□是（□肺结核　□肺外结核　□未患结核　□结果不清楚）　□否

目前是否接受抗病毒治疗：□是（抗病毒治疗编号：□□□□□□□□□□）□否

自上次随访以来，做过CD4+检测____次（最近一次CD4+检测结果：___个/μl；检测日期：___年___月___日；检测单位_____）

随访执行单位：_____随访责任人：_____随访日期：_____年___月___日

备注：

《个案随访表》填表说明

卡片编号：由网络报告系统自动生成，与传染病报告卡一致。随访责任人不填写此项内容。通过系统自动打印"个案随访表"或由报告单位网络直报录入员将网络自动生成的编号抄写至此处。

随访状态：在相应的内容前打√。若选择"随访"，应填写随访次数，同时必须选择其当前是否羁押。选择"是"指目前仍在羁押场所内羁

押；选择"否"指目前非羁押或既往羁押本次随访时已释放。"失访"是指在既定随访期，艾滋病病毒感染者或艾滋病病人由于种种原因而无法被随访到，随访责任人无法再了解他们的状况。选择"失访"后必须选择其失访原因，为"外出"、"拒绝随访"、"羁押"和"转入时地址不详"，只能选其一。"外出"指随访期间通过艾滋病病毒感染者或艾滋病病人本人、家属或知情人告知其不在本地；"拒绝随访"指艾滋病病毒感染者或艾滋病病人本人由于种种原因本次不愿接受随访；"羁押"指目前仍在羁押场所内羁押；"转入时地址不详"指在转介的过程中，转出地随访责任人未将地址填写详细。若本人未随访到，但通过知情人或电话随访等方式可获得其有关信息，完成随访内容，则不属于"失访"。对于暂时未找到但非"查无此人"的随访对象，每到既定的随访日期仍应进行随访。"查无此人"，指首次随访时通过多种途径调查核实被随访人提供的姓名、现住地址、户籍地址和联系电话均为虚假信息，而无法联系到被随访人的情况。若首次随访状态确定为"查无此人"，此后无须继续随访。

患者姓名、性别、身份证号、联系电话、现住地址五项内容在"艾滋病网络直报信息系统"上打印该艾滋病记录处进行更正或补充。

患者姓名：根据艾滋病病毒感染者或艾滋病病人身份证或户口簿登记的姓名填写，如艾滋病病毒感染者或艾滋病病人为14岁以下的未成年人，则还应填写其家长的姓名。

性别：在相应的内容前打√。

身份证号：根据艾滋病病毒感染者或艾滋病病人身份证填写。

联系电话：每次随访都必须询问其变动情况。应填写艾滋病病毒感染者或艾滋病病人本人同意提供的个人、家庭、亲戚朋友或单位电话号码。

现住地址：每次随访都必须询问其变动情况。应填写艾滋病病毒感染者或艾滋病病人目前实际居住的详细地址，能够随访到，可以是家庭住址，也可以是临时住址，如医院、租住的民房或宾馆。若为临时住址，还应填写其他更长期居住的现住地址，或询问其迁移动向并记录于备注中。

是否已死亡：若已死亡，填写实际死亡的公历日期。

死亡时病程阶段：病例死亡时，被诊断的艾滋病病程结果。

主要死因：按法定死因确定机构或部门（如医院、公安部门等）确定的死亡原因填写，如无上述依据，按随访时了解状态填写。只有在诊断为艾滋病并已作"艾滋病"的网络直报后，主要死因才能报告为"艾滋病"。

过去6个月有无以下临床表现：可以多选，结合观察结果和询问情况，在相应的选项前打√。艾滋病相关性疾病包括：严重的细菌性感染、播散性非结核分枝杆菌感染、念珠菌病、隐球菌病、肺孢子虫肺炎、播散性真菌病、巨细胞病毒感染、带状疱疹病毒感染、弓形虫脑病、卡波西肉瘤、非何杰金淋巴瘤等。

病程阶段：根据艾滋病病毒感染者/艾滋病病人相关的国家诊断标准，在随访时按实际已诊断情况选择。艾滋病确诊日期：随访时首次被诊断为艾滋病病人的情况下填写。

当前配偶/固定性伴感染状况：配偶/固定性伴包括艾滋病病毒感染者或病人的配偶或同居者。根据艾滋病病毒感染者或艾滋病病人提供的信息在相应的内容前打√。若配偶为阳性，需填写配偶卡片编号。

若已检测，检测日期_____年____月____日：指当前配偶/固定性伴感染状况填写了"阴性、阳性、检测结果不确定"后，需要填写该次检测的检测日期。

子女检测状况：根据艾滋病病毒感染者或艾滋病病人提供的信息填入相应的内容。

现在是否为同伴教育员：同伴教育员指该类人群中经过选择、强化培训，并在所属人群中协助开展艾滋病防治工作的人员。

过去3个月，是否每次发生性行为都用安全套：指艾滋病病毒感染者或艾滋病病人过去3个月发生过性行为时安全套的使用情况（包括婚内、婚外）。如果过去3个月未发生过性行为，选择最后一项。

过去3个月，是否共用过注射器注射毒品：指艾滋病病毒感染者或艾滋病病人过去3个月共用注射器注射毒品的情况。如果过去3个月无注射吸毒行为，选择最后一项。

过去3个月，是否参加针具交换：指艾滋病病毒感染者或艾滋病病人中的注射吸毒人员过去3个月参加针具交换活动的状况。如果过去3个月无注射吸毒行为，选择最后一项。

若为育龄妇女完成如下问题：目前育龄妇女的孕产情况，在相应的内容前打√。产后指产后6个月内。并根据实际情况选择在孕期、产时、产后是否为预防母婴传播服用抗病毒治疗药物。

过去 6 个月您或您的家庭是否获得过来自亲戚、朋友以外的其他组织或个人的关怀、支持和服务：

关怀支持与服务主要指：

宣教咨询：发放宣教材料，免费提供安全套，提供咨询和家庭护理培训等。

药物提供：对需要抗机会性感染治疗的艾滋病病人免费或部分免费提供药物。

关怀救助：（1）符合条件的纳入民政部门低保对象；（2）对未纳入民政部门低保对象的感染者、病人及家属每人每月能得到一定补助；（3）子女免费接受九年义务教育；（4）提供开展生产自救、参加互助小组、就业等帮助。

本次随访是否提供以下结核病可疑症状问卷筛查：指对艾滋病病毒感染者或病人对后面的 7 个问题进行如实回答，填写"是"或"否"，非必填项。

过去 6 个月是否接受过结核病检查：根据是否接受过结核病检查的实际情况选择。若接受过结核病检查，应在后面的括弧内选择实际的检测结果。

目前是否接受抗病毒治疗：根据本次随访时是否接受抗 HIV 药物治疗的实际情况选择。选择"是"，则必须按要求填写 13 位抗病毒治疗号。

目前是否接受社区美沙酮维持治疗：根据本次随访时是否接受社区美沙酮维持治疗的实际情况选择。选择"是"，则必须按要求填写 13 位社区美沙酮维持治疗号。

自上次随访以来，做过 CD4 + 检测＿＿＿次：根据上次随访以来接受过 CD4 + 检测的实际情况填写（含本次随访采血检测）。若填写的次数非"0"，则须在后面填写最近一次 CD4 + 检测结果及相应检测时间（若此次随访采血检测 CD4 +，其结果填为最近一次检测结果，并填写相应的检测日期。检测日期指做 CD4 + 检测的实验室检测日期，而非报告打印日期或报告签发日期）。

检测单位＿＿＿＿：指在填写了最近一次 CD4 检测结果和检测日期后，要填写相应的检测单位，检测单位用病例报告的机构进行了维护，填报时只需从下拉菜单中选择就可。

随访执行单位：负责随访调查和填写《个案随访表》的单位。

随访责任人：负责随访调查和填写《个案随访表》的人的姓名。

随访日期：完成随访调查并填写《个案随访表》的日期。

备注：对于随访表中一些特殊情况或需要特别说明的内容，请填入此项中。

附录四　HIV 检测咨询个案登记表

咨询点编码＊：□□□□□□□□　　个人编码＊：□□□□　　性别＊：□男 □女

出生日期＊：＿＿＿＿年＿＿月＿＿日（如出生日期不详，实足年龄＿＿＿＿，年龄单位：□岁□月□天）
婚姻状况：□未婚　　□已婚有配偶　　□离异或丧偶　　□不详
文化程度：□文盲　　□小学　　　□初中　　　　□高中或中专　　□大专及以上
联系电话：＿＿＿＿＿＿＿＿＿

求询者来源＊（单选）：
□主动求询　　□高危人群外展服务　　□转介求询（□医院　□计生机构　□妇幼机构 □其他机构）

主要求询原因＊（单选）：
□注射毒品史　　　□配偶/固定性伴阳性史　　□商业异性性行为史　　□非商业非固定异性性行为史
□男男性行为史　　□献血浆史　　　□输血/血制品史　　□母亲阳性史
□职业暴露史　　　□手术史　　　　□无高危行为史　　□其它（请注明：＿＿＿＿）

既往是否接受过 HIV 抗体检测＊：□是，HIV 抗体阴性　□是，HIV 抗体阳性　□是，HIV 抗体筛查阳性反应
□是，HIV 抗体不确定　□是，不知道结果　□否

本次是否进行 HIV 抗体筛查检测＊：□是　　□否（跳至下一栏）本次

筛查检测结果是：□HIV 抗体待复检　　□HIV 抗体阴性

如本次筛查检测结果是"HIV 抗体待复检"：
（1）最近是否出现下列结核相关症状＊（可多选）：
□咳嗽、咳痰持续 2 周以上　　□反复咳出的痰中带血　　□夜间经常出汗　　□无法解释的体重明显下降

□经常容易疲劳或呼吸　　□反复发热持续 2　　□淋巴结肿大　　□结核病人接触史
短促　　　　　　　　　　周以上

□无结核相关症状

（2）填写求询者以下几项信息：

求询者姓名：_____（求询者家长姓名：_____）　　民族：_____族

身份证号码：□□□□□□□□□□□□□□□□□□

现住地址：_____省_____市_____县_____乡（镇、街道）_____村
_____（门牌号）

户籍地址：_____省_____市_____县_____乡（镇、街道）_____村
_____（门牌号）

| 本次是否进行梅毒血清抗体检测＊： | □是，梅毒抗体阴性 | □是，梅毒抗体阳性 | □否 |

本次是否提供了检测后咨询：　□是（日期：_____年___月___日）　□否

本次咨询/检测后提供如下哪些转介服务（可多选）＊：

□提供 HIV 抗体确认检测机构信息　　　□提供 CD4＋淋巴细胞检测的机构信息

□提供抗病毒治疗或相关医疗机构信息　　□提供性病诊断治疗机构的信息

□提供机会性感染治疗及其它艾滋病相关疾病治疗机构的信息　　□提供预防母婴传播干预服务的机构信息

□提供心理咨询和帮助机构的信息　　　□提供结核诊断治疗机构的信息

□提供社区美沙酮维持治疗门诊信息　　□提供清洁针具交换点（中心）的信息

□提供妇女健康关爱中心信息　　　　　□其它（请说明）_____

□未提供转介服务

咨询员：_____　　　　　　　填表日期：_____年___月___日

备注：

＊为必填项。

《检测咨询个案登记表》填表说明

咨询点编号：前六位为检测咨询点所在县（区）的国家统一行政区划代码，第七位为检测咨询点类别编号，具体如下：

咨询点设在疾病预防控制中心，数码 1；

咨询点设在综合医院（包括中医院），数码 2；

咨询点设在性病中心或皮防所，数码 3；

咨询点设在妇幼保健机构（站），数码 4；

咨询点设在计划生育服务（指导）站，数码 5；

咨询点设在婚姻登记处或民政部门，数码 6；

咨询点设在乡镇卫生院，数码 7；

咨询点设在美沙酮门诊，数码8；

咨询点设在其它机构，数码9。

最后两位为该地区该类别检测咨询点的序号，从01开始计数，以后为02、03…。

咨询点编号也可按照《全国艾滋病检测咨询点名录》中的咨询点编号填写。

个人编码：由于检测前咨询是匿名服务，因而咨询员可以给求询者一个代码或编号，但这个代码和编号要与HIV筛查检测单的代码或编号保持一致。

性别：在相应的性别前打√。

出生日期：出生日期与年龄栏只要选择一栏填写即可，不必既填出生日期，又填年龄。

实足年龄：对出生日期不详的用户填写年龄。

年龄单位：对于新生儿和只有月龄的儿童请注意选择年龄单位，默认为岁。

婚姻状况：求询者咨询时的婚姻状况。"未婚"是指迄今没有进行过婚姻登记；"已婚有配偶"是指办理了国家法律婚姻登记手续，并且不处于离异、分居或丧偶状态；未办理国家法律婚姻登记手续，但同居共同生活，视为"已婚有配偶"类别。"不详"是指求询者未能提供目前的婚姻状况或者不能确定其婚姻状况。在表中相应内容前打√。

文化程度：在相应的文化程度前打√。文化程度是指求询者最高学历或相当学历。文盲：指不识字或识字很少。小学：指小学程度的毕业生、肄业生和在校学生，也包括没有上过小学，但能阅读通俗书报，能写便条。初中：指初中程度的毕业生、肄业生和在校学生，及相当于初中程度的人。高中及中专：指高中及中专程度的毕业生、肄业生和在校学生，及相当于高中程度的人。大专及以上：指大专程度或以上的毕业生、肄业生和在校学生，及相当于大专及以上程度的人。

联系电话：填写求询者的联系方式。为求询者本人同意提供的个人、家庭、亲戚朋友或单位电话号码。

求询者来源：根据求询者是主动还是通过其他途径和方式使其前来求询的情况进行填写。

主要求询原因：由咨询员按检测前咨询结果，根据判断与艾滋病传播最相关的高危行为或危险因素填写。

注射毒品史者：包括通过静脉或肌肉等注射毒品者，特别是有过共用注射器经历的，不包括口吸、鼻吸等不刺破皮肤、黏膜的吸毒方式。

配偶/固定性伴阳性者：指配偶/固定性伴已被确认为艾滋病病毒抗体阳性。

商业异性性行为史：指与非婚异性性伴（不包括配偶及固定的同居异性）发生商业性性接触的行为。

非商业非固定异性性行为史：指与非婚异性性伴（不包括配偶及固定的同居异性）存在偶然的一过性性接触的行为。

男男性行为史者：指有男性间无保护的肛交或口交的行为。

献血（浆）史者：指献过血/血浆的求询者。

输血/血制品史者：指接受过血或血制品治疗。

母亲阳性者：指母亲已被确认为艾滋病病毒抗体阳性。

职业暴露史者：指实验室、医护、预防保健等有关人员，在从事艾滋病防治工作及相关工作的过程中意外被艾滋病病毒感染者或艾滋病病人的血液、体液污染了破损的皮肤或非胃肠道黏膜，或被含有艾滋病病毒的血液、体液污染了的针头及其它锐器刺破皮肤，而具有被艾滋病病毒感染的可能性的情况。

手术史：指接受过包括口腔、内窥镜等侵入性操作的所有手术的求询者。

无高危行为史：指无事实可能感染 HIV 的高危行为，但主观怀疑可能感染，如曾与艾滋病病人共餐、怀疑配偶有高危行为等。

配偶/固定性伴有高危行为：此处固定性伴包括同性和异性的固定性伴。

其他：包括不在上述范围之内的求询原因。

既往是否接受过 HIV 抗体检测：根据既往实际情况选择。若既往既接受过 HIV 抗体筛查试验检测，又接受过 HIV 抗体确认试验检测，则应按确认试验结果在相应选项前打√。

本次是否进行 HIV 抗体筛查检测：根据本次实际情况选择。

本次筛查检测结果是：如果筛检测结果不能在当日获得，咨询员尽可能获得求询者的联系电话，并要在检测结果出来后，填写"本次筛查检测结果"。咨询员要注意检测结果报告单上的个人代码（编号）或姓名要与求询者基本信息中的个人代码（编号）保持一致。如果求询者的筛查检测结果是"HIV抗体待复检"，咨询员应要求求询者提供真实姓名、身份证号码、联系电话、现住地址及户籍地址，并填写到相应空白处。"HIV抗体待复检"是指筛查检测结果为阳性反应（《全国艾滋病检测技术规范》（2009年修订版））。咨询员应注意此表中的姓名与检测结果报告单上的姓名要保持一致。

最近是否出现下列结核相关症状：询问求询者是否存在相关情况，按实际情况选择。对近期有与肺结核病人密切接触者，要重点关注是否出现以上症状。如果病人出现上述一个或多个症状，立即转诊病人或病人痰标本到结核病防治机构接受进一步的检查。

求询者姓名：填写求询者的名字，应该和身份证或户口簿上的姓名一致。

家长姓名：14岁以下的求询者还应填写求询者家长姓名。

民族：根据身份证或户口簿填写所属民族的名称。

身份证号：尽可能填写。既可填写15位身份证号，也可填写18位身份证号。

现住地址：须详细填写到乡镇（街道）。现住地址的填写，原则是指求询者求询当时的居住地，不是户籍所在地址。

户籍地址：指户口所在地地址，须详细填写到乡镇（街道）。按身份证或户籍上的住址填写。

本次是否进行梅毒血清抗体检测：梅毒抗体阳性指确认结果阳性。

本次是否提供了检测后咨询：按照所提供服务的实际情况填写。若选择"是"，应在后面空白处填写检测后咨询服务的日期。

本次咨询/检测后提供如下哪些转介服务：转介服务是指咨询员向求询者提供转介服务机构的名称、地址、联系人和联系方式。如果转介服务机构的类型不在表中所列之内，请在"其它"一项中填写转介服务机构的具体类型。

附录五　居民死亡医学证明书

居 民 死 亡 医 学 证 明 书

公安部

省　　市　　区（县）　　街道（乡）派出所卫生部制发2003　　NO.

死者姓名	性别	民族	主要职业及工种		身份证编号
婚姻状况 1. 未婚 2. 已婚 3. 丧偶 4. 离婚 9. 不详	文化程度 1. 文盲或半文盲 2. 小学 3. 中学 4. 大学 9. 不详		生前工作单位		
出生日期　年月日	死亡日期　年月日	实足年龄	死亡地点 1. 医院病房 2. 急诊室 3. 家中、医院途中 4. 外地及其他 5. 家庭病床 6. 敬老院护理院 9. 不详		
常住户口地址		可以联系的家属姓名		住址或电话或工作单位	

死亡原因：填写导致死亡的疾病、损伤或并发症，每行只填一个疾病。不能仅填临死的情况，如心脏或呼吸抑制、休克、心衰等。

	发病到死亡的大概时间时隔
Ⅰ. 直接死亡原因（导致死亡的最后的疾病和情况）a.	
任何引起上述原因的疾病情况、如有则按顺序列出（最后一行为导致死亡的最早的疾病或损伤） b.（引起 a 的疾病或情况）	
c.（引起 b 的疾病或情况）	
d.（引起 c 的疾病或情况）	

Ⅱ. 促进死亡，但与导致死亡的疾病或情况无关的其他重要情况

1.　　　　　　2.　　　　　　3.

死者生前上述疾病的最高诊断单位：1. 省级（市）医院　2. 地区级（市）医院　3. 县级（区）医院　4. 卫生院　5. 乡村医生　6. 未就诊　9. 其他及不详

死者生前上述疾病的最高诊断依据：1. 尸检 2. 病理 3. 手术 4. 临床＋理化 5. 临床 6. 死后推断 9. 不详

住院号：　　医师签名：　　填报日期：　　月　日　单位盖章：

（由统计人员填写）　　　　根本死亡原因 ICD 编码：　　　　统计分类号：

调 查 记 录

死者生前病史及症状体征：			
被调查者 姓　名	与死者 的关系	联系地址或 工作单位	电话 号码
死者推断	调查者 签名	调查 日期	年　月　日

填 写 说 明

1. 主要职业及工种：尽可能同时填写职业和主要从事的工作。如：工人、农民、干部、学生、军人、服务行业等；还可详细填写工种，如：车工、钳工、电工、纺织工等。

2. 常住户口地址：应按户口簿上登记的住址填写完整、包括住处的具体门牌号码或乡、村、组。

3. 实足年龄：按照周岁填写。如为婴儿，要填写实际存活的月、日、小时。

4. 致死的主要疾病可分两部分报告；在第Ⅰ部分（a）中填写最后造成死亡的那个疾病诊断或损伤、中毒的临床表现，如肺心病、脑出血、颅骨骨折（不要填写呼吸、循环衰竭等情况）；（b）中填写引起（a）的疾病或情况，或肺气肿、高血压、损伤中毒的外部原因（骑自行车与汽车相撞、跳楼自杀）；（c）中填写引起（b）的疾病或情况，如慢性气管炎。在第Ⅱ部分中填写那些与第Ⅰ部分无关，但促进了死亡的其他疾病或情况。

5. 疾病的最高诊断单位：一般指死前主要疾病的最后诊断单位，也可填写在第Ⅰ部分（a）中报告的疾病的最高一级诊断单位。如省级（市）医院包括相当于省级及以上的各类医院，其他依此类推。